LIBRO DE COCINA AIP DE HASHIMOTO

Las recetas curativas completas y el plan de
acción de Hashimoto para controlar la salud de su
tiroides

Melissa Hayes

Copyright © de Melissa Hayes 2024.

CONTENIDO

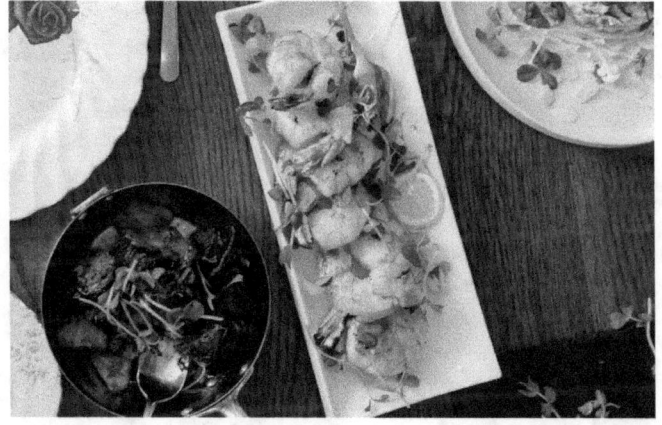

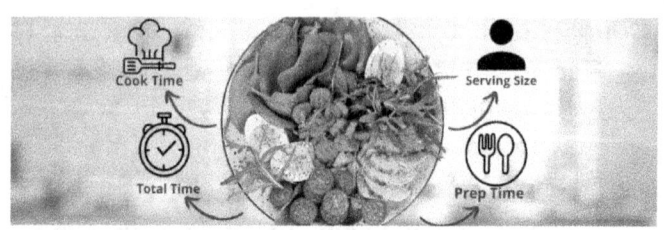

Introducción

Conoce a Sylvia, una mujer vibrante con la misión de recuperar su vitalidad. Durante años, Sylvia había luchado contra los desafíos de la tiroiditis de Hashimoto, luchando contra la fatiga, la confusión mental y una montaña rusa de emociones. A pesar de sus mejores esfuerzos, sentía que su cuerpo trabajaba en su contra.

Un día, un amigo le entregó a Sylvia una copia de este "Libro de cocina de Hashimoto". Intrigada, hojeó las páginas y descubrió un tesoro escondido de recetas meticulosamente elaboradas para apoyar su tiroides y su bienestar general.

Con determinación en su corazón, Sylvia aceptó la guía del libro de cocina. Comenzaba sus mañanas con batidos llenos de nutrientes que alimentaban su energía. Los almuerzos se convirtieron en ensaladas coloridas y satisfactorias repletas de ingredientes saludables. Las cenas se transformaron en aventuras culinarias mientras exploraba platos ricos en sabor y nutrientes que nutren la tiroides.

A medida que las semanas se convirtieron en meses, el cuerpo de Sylvia respondió de maneras que ella sólo había soñado. Sus niveles de energía aumentaron y la niebla mental que había nublado su mente comenzó a disiparse. Se encontró involucrada en actividades que antes había abandonado debido a la fatiga, disfrutando del nuevo entusiasmo por la vida.

El libro de cocina de Hashimoto no fue sólo una colección de recetas para Sylvia: se convirtió en su hoja de ruta hacia el bienestar. Las combinaciones bien pensadas de ingredientes, el equilibrio de nutrientes y el énfasis en nutrir su tiroides crearon una sinfonía de curación dentro de su cuerpo.

A través de las páginas de este libro de cocina, Sylvia no sólo descubrió el placer de cocinar sino también el poder de una alimentación consciente. Cada bocado fue un acto de cuidado personal, un paso hacia recuperar su salud y abrazar un futuro lleno de vitalidad.

El viaje de Sylvia muestra el potencial transformador que se encuentra en los alimentos adecuados. A medida que explora las páginas de este libro de cocina, usted también podrá embarcarse en su propio camino hacia el bienestar, tal como lo hizo Sylvia. Su viaje hacia una salud vibrante comienza aquí.

Comprensión Tiroiditis de Hashimoto

La tiroiditis de Hashimoto, a menudo denominada enfermedad de Hashimoto, es un trastorno autoinmune que afecta la glándula tiroides. La glándula tiroides, ubicada en el cuello, desempeña un papel crucial en la regulación del metabolismo y en la producción de hormonas que controlan diversas funciones corporales.

En la enfermedad de Hashimoto, el sistema inmunológico identifica erróneamente la glándula tiroides como una amenaza y comienza a atacar sus propios tejidos. Esto provoca inflamación, daño a las células tiroideas y una disminución en la producción de hormona tiroidea. Como resultado, la glándula tiroides se vuelve progresivamente menos eficiente, provocando síntomas como fatiga, aumento de peso, sensibilidad al frío, piel seca y debilidad muscular.

Con el tiempo, la enfermedad de Hashimoto puede provocar una afección tiroidea poco activa llamada hipotiroidismo, en la que la tiroides no produce suficientes hormonas. Esto puede afectar el metabolismo, los niveles de energía, el estado de ánimo y el bienestar general. Si bien no se comprende completamente la causa exacta de la enfermedad de Hashimoto, se cree que la genética y los factores ambientales contribuyen a su desarrollo. El tratamiento de la enfermedad de Hashimoto generalmente implica una terapia de reemplazo de hormona tiroidea para abordar la deficiencia hormonal. Además, adoptar un estilo de vida saludable, que incluya una dieta equilibrada, control del estrés y ejercicio regular, puede ayudar a mejorar la salud de la tiroides y la calidad de vida en general. Es importante que las personas con Hashimoto trabajen en estrecha colaboración con los profesionales de la salud para controlar su afección y ajustar su plan de tratamiento según sea necesario.

Importancia de la dieta en el manejo de Hashimoto

La dieta juega un papel importante en el control de la tiroiditis de Hashimoto y en el apoyo a la salud general de la tiroides. Si bien la dieta por sí sola no puede curar la afección, tomar decisiones dietéticas bien pensadas puede ayudar a aliviar los síntomas, reforzar el sistema inmunológico y mejorar los niveles de energía. He aquí por qué la dieta es importante para controlar la enfermedad de Hashimoto:

1.**Reducir la inflamación:**Ciertos alimentos pueden contribuir a la inflamación, lo que puede exacerbar los síntomas de Hashimoto. Una dieta rica en alimentos antiinflamatorios, como frutas, verduras, pescados grasos y nueces, puede ayudar a disminuir la inflamación y promover la curación. Nutrir la tiroides: la tiroides requiere nutrientes específicos como yodo, selenio, zinc y vitaminas como B y D para funcionar correctamente. Incluir alimentos ricos en estos nutrientes, como mariscos, proteínas magras, cereales integrales y productos lácteos, puede favorecer la función tiroidea.

2.**Equilibrar el azúcar en la sangre**: Las fluctuaciones en los niveles de azúcar en sangre pueden afectar los niveles de energía y el estado de ánimo. La elección de carbohidratos complejos, alimentos ricos en fibra y proteínas magras puede ayudar a estabilizar el azúcar en la sangre y proporcionar energía sostenida durante todo el día.

Respaldo de la salud intestinal: existe una conexión entre la salud intestinal y las enfermedades autoinmunes. El consumo de alimentos ricos en probióticos como yogur, kéfir y vegetales fermentados puede favorecer un microbioma intestinal saludable y posiblemente influir en la función inmunológica.

3.**Controlar el peso**: El aumento de peso es un síntoma común de la enfermedad de Hashimoto. Una dieta equilibrada puede ayudar a controlar el peso y prevenir el aumento excesivo de peso, lo que puede estresar aún más la glándula tiroides.

Minimizar los desencadenantes: algunas personas con Hashimoto pueden tener sensibilidades a ciertos alimentos, como el gluten o los lácteos. Identificar y eliminar estos alimentos desencadenantes puede reducir los síntomas y promover una mejor digestión.

4.**Estimular el sistema inmunológico**: Una dieta bien equilibrada que incluya una variedad de nutrientes puede respaldar el sistema inmunológico y ayudar potencialmente a modular las respuestas autoinmunes.

5.**Abordar las deficiencias de nutrientes**: La enfermedad de Hashimoto puede provocar deficiencias de nutrientes debido a una absorción deficiente. Una dieta rica en nutrientes puede ayudar a abordar las deficiencias y mejorar la salud en general.

Es importante tener en cuenta que no existe una dieta única para todos los casos de Hashimoto, ya que las respuestas individuales a los alimentos pueden variar. Consultar con un dietista registrado o un profesional de la salud que se especialice en afecciones autoinmunes puede ayudar a adaptar un plan de dieta a sus necesidades y preferencias específicas. Además, un enfoque integral que incluya el control de la medicación, la reducción del estrés y el ejercicio regular es clave para controlar eficazmente la enfermedad de Hashimoto.

Pautas para una dieta que estimule la tiroides

Una dieta para estimular la tiroides se centra en apoyar la salud de la tiroides a través de alimentos ricos en nutrientes y hábitos alimentarios conscientes. Si bien las necesidades individuales pueden variar, aquí hay algunas pautas generales a considerar:

Incluya alimentos ricos en yodo: El yodo es esencial para la producción de hormona tiroidea. Incluya con moderación alimentos ricos en yodo como algas, mariscos, productos lácteos y sal yodada.

Priorizar el selenio: El selenio es crucial para la función tiroidea y puede ayudar a reducir la inflamación. Incorpora alimentos ricos en selenio como nueces de Brasil, pescado, cereales integrales y huevos.

Adopte los ácidos grasos omega-3: Los omega-3 tienen propiedades antiinflamatorias y pueden favorecer la salud de la tiroides. Las fuentes incluyen pescado graso (salmón, caballa), semillas de lino, semillas de chía y nueces.

Elija proteínas magras: La proteína es importante para la reparación de tejidos y la producción de hormonas. Opte por fuentes de proteínas magras como aves, carnes magras, pescado, legumbres y tofu.

Opte por cereales integrales: Los cereales integrales proporcionan energía y fibra sostenidas, lo que ayuda en la digestión. Elija opciones como arroz integral, quinua, trigo integral y avena.

Consuma frutas y verduras: Las frutas y verduras coloridas ofrecen antioxidantes y nutrientes que apoyan el sistema inmunológico. Apunte a una variedad de colores para garantizar una variedad de nutrientes.

Priorice las verduras crucíferas: Si bien algunos recomiendan tener precaución con estos debido al posible impacto en la función tiroidea, cocinar verduras crucíferas como el brócoli, la coliflor y las coles de Bruselas puede mitigar cualquier efecto negativo.

Ingesta moderada de soja: La soja puede interferir con la función tiroidea, pero el consumo moderado de productos de soja mínimamente procesados generalmente se considera seguro para la mayoría de las personas.

Mantente hidratado: Una hidratación adecuada favorece el metabolismo y la salud en general. Beba agua durante todo el día.

Limite los alimentos procesados: Los alimentos procesados pueden contener aditivos y grasas trans que contribuyen a la inflamación. Concéntrese en alimentos integrales y mínimamente procesados.

Cuide su ingesta de gluten: Algunas personas con Hashimoto pueden beneficiarse al reducir o eliminar el gluten debido a su potencial para desencadenar respuestas autoinmunes.

Controlar la ingesta de azúcar: El consumo elevado de azúcar puede afectar los niveles de azúcar en sangre y la energía. Elija edulcorantes naturales con moderación.

Considere comidas pequeñas y frecuentes: Comer comidas más pequeñas y equilibradas a lo largo del día puede ayudar a estabilizar el azúcar en sangre y favorecer el metabolismo.

Practica la alimentación consciente: Preste atención a las señales de hambre y saciedad. Comer de forma consciente puede evitar comer en exceso y promover una digestión saludable.

Individualice su dieta: Trabaje con un profesional de la salud o un dietista registrado para adaptar su dieta a sus necesidades, preferencias y sensibilidades específicas.

Recuerde que una dieta que estimule la tiroides es solo un aspecto del control de la salud de la tiroides. Los factores del estilo de vida, como el manejo del estrés, el sueño y el ejercicio regular, también desempeñan un papel vital en el apoyo al bienestar general de las personas con tiroiditis de Hashimoto.

Capítulo 1: Los fundamentos de la dieta de Hashimoto

La tiroiditis de Hashimoto ha puesto de relieve la importancia de la dieta. Una dieta Hashimoto adaptada puede ser fundamental para promover la salud de la tiroides y mitigar los síntomas.

Son fundamentales para esta dieta los alimentos integrales y no procesados, que forman una base de proteínas magras, cereales integrales, frutas, verduras y grasas saludables. Esta sinergia proporciona nutrientes esenciales para la regulación y la vitalidad de la hormona tiroidea.

El equilibrio de macronutrientes es clave, ya que estabiliza los niveles de azúcar en sangre y la energía. El yodo y el selenio, minerales fundamentales, se obtienen de mariscos, lácteos, nueces, semillas y cereales integrales. Los ácidos grasos omega-3, que se encuentran en el pescado y las nueces, combaten la inflamación inherente a las enfermedades autoinmunes.

Las frutas y verduras ricas en antioxidantes refuerzan la inmunidad y contrarrestan la inflamación crónica. Los métodos de cocción conscientes preservan los nutrientes, mientras que la hidratación favorece la función tiroidea.

Se recomienda moderar el consumo de verduras crucíferas y gluten, ya que pueden afectar la salud de la tiroides. Reducir el azúcar y los alimentos procesados frena la inflamación.

La personalización es crucial. Buscar orientación de profesionales de la salud o dietistas adapta la dieta de Hashimoto a las necesidades individuales, mejorando el bienestar de la tiroides junto con las intervenciones médicas.

En resumen, la dieta de Hashimoto es un enfoque complementario para controlar la salud de la tiroides. Al aprovechar los alimentos ricos en nutrientes y tomar decisiones conscientes, las personas pueden mejorar su calidad de vida y fomentar una tiroides más saludable.

Descripción general de los alimentos que se deben adoptar

Una dieta amigable con Hashimoto enfatiza los alimentos ricos en nutrientes que apoyan la salud de la tiroides y reducen la inflamación. Adopte las siguientes categorías de alimentos:

Proteínas magras: Incorpore fuentes como aves, pescado, carnes magras, tofu y legumbres para obtener aminoácidos cruciales para la producción de hormonas y la reparación de tejidos.

Cereales Integrales: Elija cereales integrales como quinua, arroz integral, avena y trigo integral para obtener energía y fibra sostenidas.

Frutas y verduras coloridas: Opte por una variedad de productos coloridos como bayas, verduras de hojas verdes, batatas y pimientos morrones para beneficiarse de los antioxidantes y nutrientes esenciales.

Alimentos ricos en yodo: Incluya mariscos, productos lácteos y sal yodada con moderación para favorecer la síntesis de la hormona tiroidea.

Opciones ricas en selenio: Consuma nueces de Brasil, pescado, huevos y cereales integrales para mejorar la función tiroidea y reducir la inflamación.

Fuente de omega-3s: Incluya pescado graso (salmón, caballa), semillas de lino, semillas de chía y nueces para contrarrestar la inflamación y promover el bienestar general.

Nueces y semillas: Disfrute de las almendras, las semillas de calabaza y las semillas de girasol para obtener grasas, proteínas y minerales saludables.

Grasas saludables: Incorpore aguacate, aceite de oliva y aceite de coco para obtener ácidos grasos esenciales y beneficios antiinflamatorios.

Alimentos probióticos: Consuma yogur, kéfir, chucrut y kimchi para favorecer la salud intestinal y potencialmente modular el sistema inmunológico.

Hierbas y especias: Utilice cúrcuma, jengibre, ajo y romero por sus propiedades antiinflamatorias y estimulantes del sistema inmunológico.

Soja moderada y mínimamente procesada: Incorpora cantidades moderadas de productos de soya mínimamente procesados como tofu y tempeh.

Hidratación: Manténgase hidratado con agua, infusiones de hierbas y bebidas naturales para apoyar el metabolismo y la salud en general.

Alimentos para evitar o limitar

Exceso de yodo: Evite el exceso de yodo procedente de algas y sal yodada.

Exceso de selenio: limite los suplementos de selenio a niveles seguros.

Alimentos procesados: Minimice los aditivos y las grasas trans en los alimentos procesados.

Azúcares refinados: reduzca los alimentos azucarados que alteran el nivel de azúcar en la sangre.

Gluten: considere reducir el gluten debido a los desencadenantes autoinmunes.

Productos de soja: limite el consumo de soja, ya que puede afectar la función tiroidea.

Verduras crucíferas crudas: cocine el brócoli, la coliflor y las coles de Bruselas.

Cafeína alta: limite el café y las bebidas energéticas.

Carbohidratos de alto índice glucémico: elimine el pan blanco y los cereales azucarados.

Carnes procesadas: Minimice las salchichas, el tocino y las carnes frías.

Sensibilidades a los lácteos: Esté atento a las reacciones a los lácteos.

Alcohol: Limite el consumo de alcohol.

Edulcorantes artificiales: Reducir el uso de edulcorantes artificiales.

Alimentos con alto contenido de sodio: elimine los alimentos con alto contenido de sodio.

Aceites vegetales procesados: Minimice los aceites de soja, maíz y canola.

Consulte a un proveedor de atención médica o dietista para obtener orientación personalizada.

Equilibrio de macronutrientes para la salud de la tiroides

Una ingesta equilibrada de macronutrientes es crucial para apoyar la salud de la tiroides y el bienestar general. A continuación se explica cómo lograr este equilibrio:

carbohidratos: Elija carbohidratos complejos como cereales integrales (arroz integral, quinua, avena), frutas y verduras. Proporcionan energía sostenida y promueven niveles estables de azúcar en sangre, lo cual es esencial para la función tiroidea.

Proteínas: Incluya fuentes de proteínas magras como aves, pescado, frijoles, lentejas, tofu y lácteos bajos en grasa. La proteína apoya la reparación de tejidos y la producción de hormonas, cruciales para mantener un metabolismo saludable.

Grasas: Priorice las grasas saludables que se encuentran en los aguacates, las nueces, las semillas, el aceite de oliva y los pescados grasos (salmón, caballa). Los ácidos grasos omega-3 tienen efectos antiinflamatorios que pueden beneficiar la salud de la tiroides.

Equilibrar estos macronutrientes puede ayudar a estabilizar los niveles de energía, apoyar el metabolismo y minimizar la inflamación, todo lo cual contribuye a una mejor función tiroidea. Es importante adaptar su ingesta de macronutrientes a sus necesidades y preferencias individuales. Consultar a un proveedor de atención médica o a un dietista registrado puede brindarle orientación personalizada para optimizar su equilibrio de macronutrientes.

Capítulo 2: Desayunos Energizantes

Batido de felicidad de bayas

*Tiempo de preparación: 5 minutos
*Porción: 1
Ingredientes:
    * 1 taza de frutos rojos variados (fresas, arándanos, frambuesas)
    * 1 plátano
    * 1/2 taza de yogur griego
    * 1/2 taza de leche de almendras
    * 1 cucharada de semillas de chía
    * Miel (opcional, para darle dulzor)
Preparación: Mezclar todos los ingredientes hasta que quede suave. Agregue miel si lo desea.

Batido cremoso de plátano y espinacas

*Tiempo de preparación: 5 minutos
*Porción: 1
Ingredientes:
    * 1 plátano maduro
    * 1 taza de espinacas frescas
    * 1/2 taza de yogur griego natural
    * 1/2 taza de leche de almendras

* 1 cucharada de mantequilla de almendras
* Cubos de hielo

Preparación: Licue todos los ingredientes hasta que estén cremosos y suaves.

Batido de cúrcuma tropical

*Tiempo de preparación: 6 minutos
*Porción: 1
Ingredientes:
  * 1 taza de mango en trozos
  * 1/2 plátano
  * 1/2 cucharadita de cúrcuma en polvo
  * 1/2 cucharadita de jengibre (fresco o molido)
  * 1/2 taza de leche de coco
  * 1/2 taza de agua

Preparación: Mezclar todos los ingredientes hasta que quede suave.

Batido de mango, coco y chía

*Tiempo de preparación: 5 minutos
*Porción: 1
Ingredientes:
  * 1 taza de mango en trozos
  * 1/2 taza de leche de coco
  * 1/2 taza de agua
  * 2 cucharadas de semillas de chía
  * 1 cucharadita de miel (opcional)

Preparación: Licue el mango, la leche de coco y el agua hasta que quede suave. Agrega las semillas de chía y déjalas reposar unos minutos. Agregue miel si lo desea.

Tazón de desayuno abundante de quinua

*Tiempo de preparación: 15 minutos
*Tiempo de cocción: 20 minutos
* Tiempo Total: 35 minutos
*Porción: 1
Ingredientes:
   * 1/2 taza de quinua, enjuagada
   * 1 taza de agua o caldo de verduras bajo en sodio
   * 1/2 taza de camote cortado en cubitos
   * 1/4 taza de pimientos morrones cortados en cubitos
   * 1/4 taza de espinacas o col rizada picada
   * 1/4 taza de frijoles negros, escurridos y enjuagados
   * 1 cucharada de aceite de oliva
   * 1/2 cucharadita de cúrcuma molida
   * 1/4 cucharadita de comino molido
   * Sal y pimienta para probar
   * Aderezos opcionales: rodajas de aguacate, hierbas frescas picadas, semillas de calabaza
Preparación:

* En una cacerola mediana, combine la quinua y el agua (o caldo). Deje hervir, luego reduzca el fuego, cubra y cocine a fuego lento durante unos 15 a 20 minutos o hasta que la quinua esté cocida y se absorba el agua. Revuelva con un tenedor.

*Mientras se cocina la quinua, calienta el aceite de oliva en una sartén a fuego medio. Agregue la batata cortada en cubitos y cocine durante 5 a 7 minutos hasta que se ablande un poco. Agregue los pimientos morrones cortados en cubitos y cocine por 3 minutos más.

* Agregue las espinacas o la col rizada picadas y cocine hasta que se ablanden.

* Agregue frijoles negros, cúrcuma molida, comino molido, sal y pimienta a la sartén. Revuelva bien y cocine por otros 2 minutos para calentar los frijoles.

* Para servir, vierta la quinua cocida en tazones. Cubra con la mezcla de verduras y frijoles. Agregue aderezos opcionales como rodajas de aguacate, hierbas picadas y semillas de calabaza.

Valor nutricional (aprox.):
* Calorías: 350
* Proteína: 10g
* Carbohidratos: 55g
* Fibra: 10g
* Grasa: 10g

Hash de camote con verduras

*Tiempo de preparación: 10 minutos
*Tiempo de cocción: 20 minutos
* Tiempo Total: 30 minutos
* Servicio: 2-3

Ingredientes:
* 2 batatas medianas, peladas y cortadas en cubitos
* 1 cebolla morada, picada
* 2 dientes de ajo picados
* 2 tazas de verduras de hojas verdes picadas (como col rizada, espinacas o acelgas)
* 1 cucharada de aceite de oliva
* 1/2 cucharadita de comino molido
* 1/2 cucharadita de pimentón ahumado
* Sal y pimienta para probar
* Ingredientes opcionales: huevo escalfado, aguacate en rodajas, salsa picante

Preparación:
* Calienta el aceite de oliva en una sartén grande a fuego medio.
* Agregue la cebolla morada picada y saltee durante 2-3 minutos hasta que esté transparente.
* Agregue las batatas cortadas en cubitos a la sartén. Cocine durante unos 10-15 minutos, revolviendo ocasionalmente, hasta que las batatas estén tiernas y ligeramente crujientes en los bordes.

* Agregue el ajo picado, el comino molido, el pimentón ahumado, la sal y la pimienta. Cocine por 2 minutos más hasta que esté fragante.

* Agregue las verduras de hojas verdes picadas a la sartén y cocine hasta que se ablanden.

* Para servir, divida el picadillo de camote en platos. Cubra con aderezos opcionales, como un huevo escalfado, aguacate en rodajas o una pizca de salsa picante.

Valor nutricional (aprox.):
  * Calorías: 220
  * Proteína: 4g
  * Carbohidratos: 40g
  * Fibra: 7g
  * Grasa: 5g

Granola beneficiosa para la tiroides

*Tiempo de preparación: 10 minutos
*Tiempo de cocción: 25 minutos
* Tiempo Total: 35 minutos
* Porciones: Aproximadamente 10 porciones
Ingredientes:
 * 2 tazas de copos de avena a la antigua
* 1/2 taza de nueces picadas (como almendras, nueces o pecanas)
   * 1/4 taza de semillas de calabaza
   * 1/4 taza de semillas de girasol

* 1/4 taza de coco rallado sin azúcar
* 2 cucharadas de semillas de chía
* 1/4 taza de aceite de coco, derretido
* 1/4 taza de jarabe de arce puro o miel
* 1 cucharadita de extracto de vainilla
* 1/2 cucharadita de canela molida
* Pizca de sal
* 1/2 taza de arándanos secos o pasas (opcional)

Preparación:

* Precalienta el horno a 325°F (165°C) y forra una bandeja para hornear con papel pergamino.

* En un tazón grande, combine la avena, las nueces picadas, las semillas de calabaza, las semillas de girasol, el coco rallado y las semillas de chía.

* En un recipiente aparte, mezcle el aceite de coco derretido, el jarabe de arce o miel, el extracto de vainilla, la canela molida y una pizca de sal.

* Vierta la mezcla húmeda sobre los ingredientes secos y revuelva hasta que estén bien combinados.

* Extienda la mezcla de granola uniformemente sobre la bandeja para hornear preparada.

* Hornee durante unos 20-25 minutos, revolviendo a la mitad, hasta que la granola esté dorada y crujiente.

* Retirar del horno y dejar enfriar completamente la granola sobre la bandeja para hornear.

* Una vez enfriado, agregue los arándanos secos o las pasas, si las usa.

* Transfiera la granola a un recipiente hermético para guardarla.

Valor nutricional (aprox. por porción):

* Calorías: 200
* Proteína: 4g
* Carbohidratos: 22g
* Fibra: 4g
* Grasa: 12g

Capítulo 3: Almuerzos Saludables

Ensalada vibrante arcoíris con salmón braseado

*Tiempo de preparación: 15 minutos
*Tiempo de cocción: 10 minutos
* Tiempo Total: 25 minutos

Ingredientes:
* 2 filetes de salmón
* 4 tazas de verduras para ensalada mixtas (como espinacas, rúcula y lechuga)
* 1 taza de tomates cherry, cortados por la mitad
* 1/2 pepino, rebanado
* 1/2 pimiento rojo, en rodajas finas
* 1/4 cebolla morada, en rodajas finas
* 1/4 taza de queso feta desmenuzado
* 2 cucharadas de aceite de oliva
*Jugo de 1 limón
* Sal y pimienta para probar
* Hierbas frescas (como albahaca o perejil) para decorar

Preparación:
* Calienta 1 cucharada de aceite de oliva en una sartén a fuego medio-alto.
* Sazone los filetes de salmón con sal y pimienta. Colóquelos en la sartén, con la piel hacia abajo.

Cocine durante unos 4-5 minutos por cada lado, o hasta que el salmón esté cocido al punto de cocción preferido. Retirar del fuego y dejar de lado.

* En un tazón grande, combine las verduras para ensalada mixtas, los tomates cherry, el pepino, el pimiento rojo y la cebolla morada.

* En un tazón pequeño, mezcle la cucharada restante de aceite de oliva, jugo de limón, sal y pimienta para crear el aderezo.

* Dividir la ensalada en platos. Cubra cada ensalada con un filete de salmón chamuscado.

* Rocíe el aderezo de limón sobre la ensalada y el salmón. Espolvoree queso feta desmenuzado encima.

* Adorne con hierbas frescas para darle una explosión extra de sabor y color.

Valor nutricional (aprox.):

* Calorías: 400
* Proteína: 30g
* Carbohidratos: 10g
* Fibra: 3g
* Grasa: 28g

Sopa cremosa de pimiento rojo asado

*Tiempo de preparación: 10 minutos
*Tiempo de cocción: 25 minutos
* Tiempo Total: 35 minutos

* Porciones: 4
Ingredientes:
* 2 pimientos rojos grandes, asados y pelados
* 1 cebolla picada
* 2 dientes de ajo picados
* 2 tazas de caldo de verduras
* 1 lata (14 oz) de tomates cortados en cubitos
* 1/2 taza de leche de almendras sin azúcar (o cualquier leche vegetal)
* 1 cucharadita de pimentón
* Sal y pimienta para probar
* Hojas de albahaca fresca para decorar.

Preparación:
* En una olla sofreír la cebolla picada hasta que esté transparente. Agrega el ajo picado y cocina por un minuto más.
* Agregue los pimientos rojos asados, los tomates cortados en cubitos, el caldo de verduras, el pimentón, la sal y la pimienta. Cocine a fuego lento durante 15 minutos.
* Use una licuadora de inmersión para licuar la sopa hasta que quede suave.
* Agregue la leche de almendras sin azúcar y caliente.
* Servir caliente, adornado con hojas de albahaca fresca.

Valor nutricional:
* Calorías: 130
* Proteína: 2g

* Carbohidratos: 26g
* Fibra: 4g
* Grasa: 3g

Wraps de lechuga, pavo y aguacate

*Tiempo de preparación: 15 minutos
* Tiempo Total: 15 minutos
* Porciones: 2

Ingredientes:

* 8 hojas grandes de lechuga (como iceberg o romana)
* 8 oz de pechuga de pavo cocida, en rodajas
* 1 aguacate, rebanado
* 1/2 taza de tomates cortados en cubitos
* 1/4 taza de cebolla morada, finamente picada
* 1/4 taza de yogur griego natural
* 1 cucharada de jugo de lima
* Sal y pimienta para probar

Preparación:

* Coloque las hojas de lechuga como envolturas.
* Rellena cada hoja de lechuga con rodajas de pavo, aguacate, tomates cortados en cubitos y cebolla morada.
* En un tazón pequeño, mezcle el yogur griego, el jugo de limón, la sal y la pimienta. Rocíe sobre los wraps.

* Enrollar las hojas de lechuga, asegurando los rellenos en su interior.

Valor nutricional:

* Calorías: 310
* Proteína: 26g
* Carbohidratos: 14g
* Fibra: 6g
* Grasa: 17g

Guiso de Lentejas y Verduras

*Tiempo de preparación: 15 minutos
*Tiempo de cocción: 30 minutos
* Tiempo Total: 45 minutos
* Porciones: 6

Ingredientes:

* 1 taza de lentejas verdes o marrones secas, enjuagadas y escurridas
* 1 cebolla picada
* 2 zanahorias, cortadas en cubitos
* 2 tallos de apio, cortados en cubitos
* 2 dientes de ajo picados
* 1 lata (14 oz) de tomates cortados en cubitos
* 6 tazas de caldo de verduras
* 1 cucharadita de comino molido
* 1 cucharadita de pimentón
* Sal y pimienta para probar
* Perejil fresco para decorar

Preparación:

* En una olla grande, saltee la cebolla picada, las zanahorias y el apio hasta que se ablanden un poco.
* Agrega el ajo picado, el comino molido, el pimentón, la sal y la pimienta. Cocine por un minuto más.
* Agregue las lentejas enjuagadas, los tomates cortados en cubitos y el caldo de verduras. Deje hervir, luego reduzca el fuego y cocine a fuego lento durante unos 25-30 minutos o hasta que las lentejas estén tiernas.
* Servir caliente, adornado con perejil fresco.

 Valor nutricional:
* Calorías: 190
* Proteína: 11g
* Carbohidratos: 36g
* Fibra: 11g
* Grasa: 1g

Tazón Buda de quinua y verduras asadas

*Tiempo de preparación: 15 minutos
*Tiempo de cocción: 25 minutos
* Tiempo Total: 40 minutos
* Porciones: 2
Ingredientes:
* 1 taza de quinua, enjuagada

* 2 tazas de vegetales mixtos (como batatas, pimientos morrones, calabacines), cortados en cubitos
* 2 cucharadas de aceite de oliva
* 1 cucharadita de tomillo seco
* Sal y pimienta para probar
* 2 tazas de espinacas tiernas o col rizada
* 1/2 aguacate, rebanado
* 1/4 taza de humus
* Gajos de limón para servir

Preparación:

* Precalienta el horno a 400°F (200°C).
* Mezcle las verduras mixtas cortadas en cubitos con 1 cucharada de aceite de oliva, tomillo seco, sal y pimienta. Extiéndalos en una bandeja para hornear y áselos durante unos 20-25 minutos o hasta que estén tiernos y ligeramente caramelizados.
* Mientras se asan las verduras, cocine la quinua según las instrucciones del paquete.
* Para armar los tazones, divida la quinua cocida en dos tazones. Cubra con verduras asadas, espinacas tiernas o col rizada, aguacate en rodajas y una cucharada de hummus.
* Rocíe con la cucharada restante de aceite de oliva y exprima el jugo de limón fresco sobre los tazones.

Valor nutricional:

* Calorías: 460
* Proteína: 12g
* Carbohidratos: 60g

* Fibra: 12g
* Grasa: 21g

Capítulo 4: Cenas Nutritivas

Pollo A La Parrilla Con Hierbas De Limón Y Espárragos

*Tiempo de preparación: 15 minutos
*Tiempo de cocción: 20 minutos
* Tiempo Total: 35 minutos
* Porciones: 2

Ingredientes:
* 2 pechugas de pollo deshuesadas y sin piel
* Ralladura y jugo de 1 limón
* 2 cucharadas de aceite de oliva
* 2 dientes de ajo picados
* 1 cucharadita de hierbas secas mixtas (tomillo, romero, orégano)
* Sal y pimienta para probar
* 1 manojo de espárragos, recortados
* Hierbas frescas (como perejil), para decorar

Preparación:
* En un tazón, mezcle la ralladura de limón, el jugo de limón, el aceite de oliva, el ajo picado, las hierbas secas, la sal y la pimienta para crear la marinada.
* Marinar las pechugas de pollo en la mezcla durante unos 15 minutos.

*Precalienta la parrilla o sartén grill a fuego medio-alto. Ase el pollo durante unos 6-8 minutos por cada lado o hasta que esté bien cocido.

* Mientras asa el pollo, rocíe los espárragos con aceite de oliva y sazone con sal y pimienta. Ase durante unos 3-4 minutos hasta que estén tiernos.

* Sirva el pollo asado con hierbas al limón junto con los espárragos asados. Adorne con hierbas frescas.

Valor nutricional (por porción):

* Calorías: 330

* Proteína: 31g

* Carbohidratos: 8g

* Fibra: 3g

* Grasa: 20g

Bacalao Al Horno Con Arroz De Coliflor Y Cúrcuma

*Tiempo de preparación: 15 minutos

*Tiempo de cocción: 25 minutos

* Tiempo Total: 40 minutos

* Porciones: 2

Ingredientes:

* 2 filetes de bacalao

* 1 cucharadita de cúrcuma molida

* 1/2 cucharadita de comino molido

* Sal y pimienta para probar

* 1 cabeza pequeña de coliflor, rallada (para crear "arroz" de coliflor)
* 1 cucharada de aceite de oliva
* 1/4 taza de pimiento rojo picado
* Cilantro fresco, para decorar

Preparación:

* Precalienta el horno a 375°F (190°C).
* Coloque los filetes de bacalao en una bandeja para hornear. Espolvorea cúrcuma molida, comino molido, sal y pimienta sobre los filetes.
* Hornear durante unos 15-20 minutos o hasta que el bacalao esté escamoso y completamente cocido.
*En una sartén, calienta el aceite de oliva a fuego medio. Agregue la coliflor rallada y el pimiento rojo cortado en cubitos. Saltee durante unos 5-7 minutos hasta que la coliflor esté tierna.
* Sirve el bacalao al horno sobre arroz de coliflor con cúrcuma. Adorne con cilantro fresco.

Valor nutricional (por porción):

* Calorías: 290
* Proteína: 34g
* Carbohidratos: 14g
* Fibra: 5g
* Grasa: 10g

Pimientos Rellenos De Champiñones Y Espinacas

*Tiempo de preparación: 15 minutos

*Tiempo de cocción: 30 minutos

* Tiempo Total: 45 minutos

* Porciones: 4

Ingredientes:

* 4 pimientos morrones, sin la parte superior ni las semillas

* 1 taza de champiñones picados

* 2 tazas de espinacas frescas picadas

* 1 cebolla picada

* 2 dientes de ajo picados

* 1 taza de quinua cocida

* 1 cucharadita de hierbas secas mixtas (tomillo, albahaca)

* Sal y pimienta para probar

* 1/2 taza de queso rallado (mozzarella o feta)

*Aceite de oliva para cocinar

Preparación:

* Precalienta el horno a 375°F (190°C).

*En una sartén, calienta el aceite de oliva a fuego medio. Agrega la cebolla picada y saltea hasta que esté transparente.

*Añadir los champiñones picados y el ajo picado. Cocine durante unos 5 minutos hasta que los champiñones estén tiernos.

* Agregue las espinacas picadas y la quinua cocida. Sazone con hierbas secas, sal y pimienta.

* Rellena cada pimiento morrón con la mezcla de champiñones y espinacas. Colócalos en una fuente para horno.

* Cubra cada pimiento relleno con queso rallado.
* Hornea por unos 20-25 minutos o hasta que los pimientos estén tiernos y el queso derretido.

Valor nutricional (por porción):
* Calorías: 240
* Proteína: 12g
* Carbohidratos: 36g
* Fibra: 9g
* Grasa: 6g

Salteado de quinua y frijoles negros

*Tiempo de preparación: 15 minutos
*Tiempo de cocción: 20 minutos
* Tiempo Total: 35 minutos
* Porciones: 4

Ingredientes:
* 1 taza de quinua, enjuagada
* 2 tazas de caldo de verduras o agua
* 1 lata (15 oz) de frijoles negros, escurridos y enjuagados
* 2 tazas de vegetales mixtos (pimientos, zanahorias, guisantes), picados
* 2 dientes de ajo picados
* 2 cucharadas de salsa de soja o tamari (salsa de soja sin gluten)
* 1 cucharada de aceite de sésamo
* 1 cucharadita de jengibre molido

* Cebollas verdes picadas, para decorar

Preparación:

* En una olla, combine la quinua y el caldo de verduras. Deje hervir, luego reduzca el fuego, cubra y cocine a fuego lento durante unos 15 minutos o hasta que la quinua esté cocida y el líquido se absorba.

* En una sartén grande, calienta el aceite de sésamo a fuego medio. Agregue el ajo picado y las verduras mixtas picadas. Sofría durante unos 5-7 minutos hasta que las verduras estén tiernas.

* Agregue la quinua cocida y los frijoles negros a la sartén. Agrega la salsa de soja y el jengibre molido. Cocine durante 2-3 minutos más para que se caliente.

* Sirve el salteado de quinua y frijoles negros, adornado con cebolla de verdeo picada.

Valor nutricional (por porción):

* Calorías: 320
* Proteína: 12g
* Carbohidratos: 50g
* Fibra: 9g
* Grasa: 8g

Curry de garbanzos y verduras con coco

*Tiempo de preparación: 15 minutos
*Tiempo de cocción: 25 minutos

* Tiempo Total: 40 minutos
* Porciones: 4
Ingredientes:
* 1 cucharada de aceite de coco
* 1 cebolla picada
* 2 dientes de ajo picados
* 1 cucharada de curry en polvo
* 1 cucharadita de cúrcuma molida
* 1 cucharadita de comino molido
* 1/2 cucharadita de cilantro molido
* 1 lata (14 oz) de garbanzos, escurridos y enjuagados
* 2 tazas de vegetales mixtos (como zanahorias, pimientos morrones, guisantes), picados
* 1 lata (14 oz) de leche de coco
* 1 taza de caldo de verduras
* Sal y pimienta para probar
* Cilantro fresco para decorar
* Arroz integral cocido o quinua, para servir
Preparación:
* En una sartén u olla grande, calienta el aceite de coco a fuego medio. Agrega la cebolla picada y saltea hasta que esté transparente.
* Agregue ajo picado, curry en polvo, cúrcuma molida, comino molido y cilantro molido. Cocine durante aproximadamente 1-2 minutos hasta que esté fragante.
* Agregue los garbanzos y las verduras mixtas picadas. Cocine por otros 5 minutos.

*Vierta la leche de coco y el caldo de verduras. Condimentar con sal y pimienta. Cocine a fuego lento durante unos 15 minutos para permitir que los sabores se mezclen y las verduras se cocinen.

* Sirve el curry de garbanzos y verduras con coco sobre arroz integral cocido o quinoa. Adorne con cilantro fresco.

Valor nutricional (por porción):

* Calorías: 380
* Proteína: 10g
* Carbohidratos: 45g
* Fibra: 10g
* Grasa: 20g

Capítulo 5: Refrigerios que apoyan la tiroides

Snack de garbanzos asados

*Tiempo de preparación: 10 minutos
*Tiempo de cocción: 30 minutos
* Tiempo Total: 40 minutos
* Porciones: 4

Ingredientes:
* 1 lata (15 oz) de garbanzos, escurridos y enjuagados
* 1 cucharada de aceite de oliva
* 1 cucharadita de comino molido
* 1/2 cucharadita de pimentón ahumado
* Sal y pimienta para probar

Preparación:
* Precalienta el horno a 400°F (200°C).
* Seque los garbanzos con una toalla de papel para eliminar el exceso de humedad.
* En un bol, mezcle los garbanzos con el aceite de oliva, el comino molido, el pimentón ahumado, la sal y la pimienta.
* Extienda los garbanzos en una bandeja para hornear en una sola capa.
*Ase durante unos 25-30 minutos, revolviendo a la mitad, hasta que los garbanzos estén crujientes y dorados.

* Dejar que se enfríe antes de servir.

Valor nutricional (por porción):

* Calorías: 140
* Proteína: 7g
* Carbohidratos: 20g
* Fibra: 6g
* Grasa: 4g

Guacamole con palitos de verduras

*Tiempo de preparación: 10 minutos
* Tiempo Total: 10 minutos
* Porciones: 2

Ingredientes:

* 2 aguacates maduros
* 1 tomate pequeño, cortado en cubitos
* 1/4 cebolla morada, finamente picada
* 1 diente de ajo picado
* Zumo de 1 lima
* Sal y pimienta para probar
* Palitos de verduras (zanahorias, apio, pimientos morrones) para mojar

Preparación:

* En un bol, tritura los aguacates con un tenedor hasta alcanzar la consistencia deseada.
* Agregue el tomate cortado en cubitos, la cebolla morada picada, el ajo picado, el jugo de limón, la sal y la pimienta.

* Sirva el guacamole con palitos de verduras para mojar.

Valor nutricional (por porción):

* Calorías: 220
* Proteína: 3g
* Carbohidratos: 14g
* Fibra: 9g
* Grasa: 18g

Mezcla de frutos secos con nueces y semillas

*Tiempo de preparación: 5 minutos
* Tiempo Total: 5 minutos
* Porciones: 4

Ingredientes:

* 1/2 taza de nueces mixtas (almendras, nueces, anacardos)
* 1/4 taza de semillas de calabaza
* 1/4 taza de semillas de girasol
* 1/4 taza de arándanos o pasas secos
* 1/4 cucharadita de canela molida

Preparación:

* Mezclar todos los ingredientes en un bol.
*Dividir en porciones individuales o guardar en un recipiente hermético.

Valor nutricional (por porción):

* Calorías: 180
* Proteína: 6g

* Carbohidratos: 15g
* Fibra: 3g
* Grasa: 12g

Yogur de coco perfecto

*Tiempo de preparación: 10 minutos
* Tiempo Total: 10 minutos
* Porciones: 2

Ingredientes:
* 1 taza de yogur de coco (sin lácteos)
* 1/2 taza de bayas mixtas (arándanos, fresas)
* 1/4 taza de granola (sin gluten si lo desea)
* 1 cucharada de semillas de chía

Preparación:
* En vasos o tazones para servir, coloque capas de yogur de coco, bayas mixtas, granola y semillas de chía.
*Repetir las capas como se desee.
* Servir inmediatamente.

Valor nutricional (por porción):
* Calorías: 220
* Proteína: 4g
* Carbohidratos: 30g
* Fibra: 7g
* Grasa: 9g

Batido de yogur griego y frutos rojos

*Tiempo de preparación: 5 minutos
* Tiempo Total: 5 minutos
* Porciones: 2
Ingredientes:
* 1 taza de yogur griego (entero o bajo en grasa)
* 1 taza de frutos rojos variados (arándanos, frambuesas, fresas)
* 1 plátano, congelado
* 1 cucharada de semillas de chía
* 1/2 taza de leche de almendras sin azúcar (o cualquier leche de preferencia)
* Miel o jarabe de arce (opcional, para endulzar)
* Cubos de hielo
Preparación:
* En una licuadora, combine el yogur griego, las bayas mixtas, el plátano congelado, las semillas de chía y la leche de almendras.
* Mezcle hasta que esté suave y cremosa. Si lo desea, agregue miel o jarabe de arce para darle dulzura.
* Agrega cubitos de hielo y vuelve a licuar para enfriar el batido.
* Vierte el batido en vasos y disfrútalo inmediatamente.
Valor nutricional (por porción):
* Calorías: 200

* Proteína: 14g
* Carbohidratos: 30g
* Fibra: 6g
* Grasa: 5g

Capítulo 6: Lados satisfactorios

Verduras de raíz asadas con ajo y romero

*Tiempo de preparación: 15 minutos
*Tiempo de cocción: 30 minutos
* Tiempo Total: 45 minutos
* Porciones: 4

Ingredientes:
* 4 tazas de tubérculos mixtos (como zanahorias, batatas, chirivías), pelados y cortados en cubitos
* 2 cucharadas de aceite de oliva
* 3 dientes de ajo picados
* 1 cucharada de romero fresco, picado
* Sal y pimienta para probar

Preparación:
* Precalienta el horno a 400°F (200°C).
* En un tazón, mezcle los tubérculos cortados en cubitos con aceite de oliva, ajo picado, romero picado, sal y pimienta.
* Extiende las verduras en una bandeja para horno en una sola capa.
*Ase durante unos 25-30 minutos, revolviendo a la mitad, hasta que las verduras estén tiernas y doradas.

Valor nutricional (por porción):

* Calorías: 150
* Proteína: 2g
* Carbohidratos: 25g
* Fibra: 5g
* Grasa: 6g

Ensalada de quinua con col rizada y arándanos

*Tiempo de preparación: 15 minutos
*Tiempo de cocción: 15 minutos
* Tiempo Total: 30 minutos
* Porciones: 4

Ingredientes:
* 1 taza de quinua, enjuagada
* 2 tazas de caldo de verduras o agua
* 2 tazas de col rizada picada
* 1/2 taza de arándanos secos
* 1/4 taza de nueces o almendras picadas
* 1/4 taza de queso feta desmenuzado (opcional)
*Jugo de 1 limón
* 2 cucharadas de aceite de oliva
* Sal y pimienta para probar

Preparación:
* En una olla, combine la quinua y el caldo de verduras. Deje hervir, luego reduzca el fuego, cubra y cocine a fuego lento durante unos 15 minutos o hasta que la quinua esté cocida y el líquido se absorba.

* En un bol grande, masajea la col rizada picada con jugo de limón y una pizca de sal durante unos minutos para que se ablande.

* Revuelva la quinua cocida con un tenedor y agréguela al bol con la col rizada.

* Agregue los arándanos secos, las nueces picadas y el queso feta desmenuzado (si lo usa).

* Rocíe con aceite de oliva, sazone con pimienta y revuelva para combinar.

Valor nutricional (por porción):

* Calorías: 320
* Proteína: 9g
* Carbohidratos: 46g
* Fibra: 6g
* Grasa: 13g

Puré De Coliflor Con Cebollino

*Tiempo de preparación: 10 minutos
 *Tiempo de cocción: 15 minutos
 * Tiempo Total: 25 minutos
 * Porciones: 4

Ingredientes:

* 1 coliflor de cabeza mediana, picada en floretes
* 2 dientes de ajo picados
* 2 cucharadas de ghee o aceite de oliva
* 1/4 taza de leche de almendras sin azúcar (o cualquier leche de preferencia)
* Sal y pimienta para probar

* Cebollino picado para decorar

Preparación:

* Cocine al vapor o hierva los floretes de coliflor hasta que estén tiernos, aproximadamente de 10 a 15 minutos.

* En una sartén, calienta el ghee o el aceite de oliva a fuego medio. Agrega el ajo picado y sofríe por un minuto.

* En un procesador de alimentos, combine la coliflor al vapor, el ajo salteado, la leche de almendras, la sal y la pimienta.

* Mezcle hasta que esté suave y cremosa.

*Adorne con cebollino picado antes de servir.

Valor nutricional (por porción):

* Calorías: 70

* Proteína: 3g

* Carbohidratos: 8g

* Fibra: 4g

* Grasa: 4g

Brócoli al vapor con salsa tahini de limón

*Tiempo de preparación: 10 minutos

   *Tiempo de cocción: 10 minutos

   * Tiempo Total: 20 minutos

   * Porciones: 4

Ingredientes:

* 4 tazas de floretes de brócoli

*Jugo de 1 limón
* 2 cucharadas de tahini
* 2 cucharadas de agua
* 1 cucharada de aceite de oliva
* 1 diente de ajo picado
* Sal y pimienta para probar
*Semillas de sésamo para decorar

Preparación:

* Cocine al vapor los floretes de brócoli hasta que estén tiernos, aproximadamente de 5 a 7 minutos.

* En un bol, mezcle el jugo de limón, el tahini, el agua, el aceite de oliva, el ajo picado, la sal y la pimienta para crear la salsa.

* Rocíe la salsa tahini de limón sobre el brócoli al vapor.

*Adorne con semillas de sésamo antes de servir.

Valor nutricional (por porción):
* Calorías: 80
* Proteína: 3g
* Carbohidratos: 7g
* Fibra: 3g
* Grasa: 5g

Coles de Bruselas asadas con glaseado balsámico

*Tiempo de preparación: 10 minutos
*Tiempo de cocción: 20 minutos
* Tiempo Total: 30 minutos

* Porciones: 4

Ingredientes:

* 1 libra de coles de Bruselas, recortadas y cortadas por la mitad
* 2 cucharadas de aceite de oliva
* Sal y pimienta para probar
* 2 cucharadas de vinagre balsámico
* 1 cucharada de jarabe de arce puro
* Perejil fresco picado para decorar

Preparación:

* Precalienta el horno a 400°F (200°C).
* En un tazón, mezcle las coles de Bruselas cortadas por la mitad con aceite de oliva, sal y pimienta.
* Extiende las coles de Bruselas en una bandeja para horno en una sola capa.
*Ase durante unos 20 minutos, revolviendo a mitad de cocción, hasta que las coles de Bruselas estén crujientes y caramelizadas.
* En una cacerola pequeña, combine el vinagre balsámico y el jarabe de arce. Cocina a fuego medio hasta que la mezcla se reduzca y espese un poco.
* Rocíe el glaseado balsámico sobre las coles de Bruselas asadas.
*Adorne con perejil fresco picado antes de servir.

Valor nutricional (por porción):

* Calorías: 120
* Proteína: 3g
* Carbohidratos: 17g
* Fibra: 5g

* Grasa: 5g

Capítulo 7: Sopas y guisos reconfortantes

Caldo de huesos de pollo que estimula el sistema inmunológico

*Tiempo de preparación: 10 minutos
* Tiempo de cocción: 8-12 horas (olla de cocción lenta o estufa)
* Tiempo Total: 8-12 horas
* Porciones: Varía
Ingredientes:
* 1 pollo entero o huesos de pollo
* 2 zanahorias picadas
* 2 tallos de apio, picados
* 1 cebolla, pelada y cortada en cuartos
* 4 dientes de ajo machacados
* 2 hojas de laurel
* 1 cucharada de vinagre de manzana
* Agua
* Sal y pimienta para probar
Preparación:
*Colocar el pollo o los huesos de pollo en una olla grande o en una olla de cocción lenta.
* Agregue zanahorias picadas, apio, cebolla, ajo machacado, hojas de laurel y vinagre de manzana.

*Llena la olla con suficiente agua para cubrir los ingredientes.

* Llevar a ebullición y luego reducir a fuego lento. Si usa una olla de cocción lenta, póngala a fuego lento.

* Cocine a fuego lento durante 8-12 horas para extraer los sabores y nutrientes de los huesos.

*Cuela el caldo y sazona con sal y pimienta.

Valor nutricional (por porción, basado en una porción de 1 taza):

* Calorías: 20
* Proteína: 2g
* Carbohidratos: 1g
* Grasa: 1g

Sopa Cremosa De Camote Y Zanahoria

*Tiempo de preparación: 15 minutos
*Tiempo de cocción: 30 minutos
* Tiempo Total: 45 minutos
* Porciones: 4

Ingredientes:

* 2 batatas grandes, peladas y picadas
* 2 zanahorias, peladas y picadas
* 1 cebolla picada
* 2 dientes de ajo picados
* 4 tazas de caldo de verduras
* 1 cucharadita de cúrcuma molida

* 1/2 cucharadita de jengibre molido
* 1/2 cucharadita de canela molida
* 1/4 taza de leche de coco
* Sal y pimienta para probar
* Cilantro fresco picado para decorar

Preparación:

* En una olla sofreír la cebolla picada y el ajo picado hasta que esté transparente.

*Agregar batatas y zanahorias picadas. Agregue la cúrcuma molida, el jengibre molido y la canela molida.

* Verter el caldo de verduras y llevar a ebullición. Reduzca el fuego y cocine a fuego lento hasta que las verduras estén tiernas.

* Use una licuadora de inmersión o una licuadora normal para hacer puré la sopa hasta que quede suave y cremosa.

* Agregue la leche de coco. Condimentar con sal y pimienta.

* Sirve la sopa cremosa de camote y zanahoria, adornada con cilantro picado.

Valor nutricional (por porción):

* Calorías: 180
* Proteína: 2g
* Carbohidratos: 35g
* Fibra: 6g
* Grasa: 4g

Sopa Minestrone abundante

*Tiempo de preparación: 15 minutos
*Tiempo de cocción: 30 minutos
* Tiempo Total: 45 minutos
* Porciones: 6

Ingredientes:
* 1 cucharada de aceite de oliva
* 1 cebolla picada
* 2 zanahorias picadas
* 2 tallos de apio, picados
* 2 dientes de ajo picados
* 1 lata (14 oz) de tomates cortados en cubitos
* 4 tazas de caldo de verduras
* 1 lata (15 oz) de frijoles rojos, escurridos y enjuagados
* 1 calabacín, picado
* 1 taza de pasta integral cocida o quinua
* 1 cucharadita de albahaca seca
* 1 cucharadita de orégano seco
* Sal y pimienta para probar
* Albahaca fresca para decorar
*Queso parmesano rallado (opcional)

Preparación:
* En una olla grande, calienta el aceite de oliva a fuego medio. Agrega la cebolla picada, las zanahorias, el apio y el ajo picado. Saltee hasta que las verduras estén tiernas.

* Agregue los tomates cortados en cubitos y el caldo de verduras. Llevar a ebullición.

* Agregue los frijoles y el calabacín picado. Cocine a fuego lento durante unos 10-15 minutos.

* Agregue la pasta cocida o la quinua, la albahaca seca, el orégano seco, la sal y la pimienta.

* Sirva la abundante sopa minestrone, adornada con albahaca fresca y queso parmesano rallado si lo desea.

Valor nutricional (por porción):
* Calorías: 240
* Proteína: 10g
* Carbohidratos: 47g
* Fibra: 10g
* Grasa: 2g

Guiso de lentejas condimentado con comino

*Tiempo de preparación: 15 minutos
*Tiempo de cocción: 35 minutos
* Tiempo Total: 50 minutos
* Porciones: 4

Ingredientes:
* 1 taza de lentejas marrones o verdes, enjuagadas
* 4 tazas de caldo de verduras
* 1 cebolla picada
* 2 zanahorias picadas

* 2 tallos de apio, picados
* 2 dientes de ajo picados
* 1 cucharadita de comino molido
* 1/2 cucharadita de cúrcuma molida
* 1/2 cucharadita de cilantro molido
* 1/4 cucharadita de canela molida
* 1 lata (14 oz) de tomates cortados en cubitos
*Jugo de 1 limón
* Sal y pimienta para probar
* Cilantro fresco para decorar

Preparación:
* En una olla grande, saltee la cebolla picada, las zanahorias, el apio y el ajo picado hasta que se ablanden.
* Agregue las lentejas enjuagadas, el caldo de verduras, el comino molido, la cúrcuma molida, el cilantro molido y la canela molida.
* Llevar a ebullición, luego reducir el fuego y cocinar a fuego lento durante unos 25-30 minutos o hasta que las lentejas estén tiernas.
* Agregue los tomates cortados en cubitos y el jugo de limón. Condimentar con sal y pimienta.
* Sirve el guiso de lentejas condimentado con comino y adornado con cilantro fresco.
Valor nutricional (por porción):
* Calorías: 280
* Proteína: 16g
* Carbohidratos: 50g

* Fibra: 18g
* Grasa: 1g

Sopa cremosa de coliflor y pimiento rojo asado

*Tiempo de preparación: 15 minutos
*Tiempo de cocción: 40 minutos
* Tiempo Total: 55 minutos
* Porciones: 4

Ingredientes:
* 2 pimientos rojos
* 1 coliflor de cabeza mediana, picada en floretes
* 1 cebolla picada
* 2 dientes de ajo picados
* 2 tazas de caldo de verduras
* 1/2 taza de leche de almendras sin azúcar (o cualquier leche de preferencia)
* 1 cucharada de aceite de oliva
* 1 cucharadita de pimentón ahumado
* Sal y pimienta para probar
* Perejil fresco picado para decorar

Preparación:
* Precalienta el horno a 400°F (200°C).
* Coloque los pimientos rojos en una bandeja para hornear. Ase en el horno hasta que la piel esté carbonizada y ampollada. Retirar del horno, colocar en un bol y cubrir con una tapa o film transparente. Esto ayuda a que la piel se despegue fácilmente.

Una vez enfriado, pelar, quitar las semillas y picar los pimientos asados.

* En una olla grande, calienta el aceite de oliva a fuego medio. Agrega la cebolla picada y saltea hasta que esté transparente.

* Agregue el ajo picado, los floretes de coliflor picados y el pimentón ahumado. Saltear durante unos minutos.

* Verter el caldo de verduras y llevar a ebullición. Reduzca el fuego y cocine a fuego lento hasta que la coliflor esté tierna.

* Use una licuadora de inmersión o una licuadora normal para hacer puré la mezcla hasta que quede suave y cremosa.

* Regrese la sopa a la olla, agregue los pimientos rojos asados picados y la leche de almendras sin azúcar. Condimentar con sal y pimienta.

* Calienta la sopa a fuego lento hasta que esté bien caliente.

* Sirve la sopa cremosa de pimiento rojo asado y coliflor, adornada con perejil picado.

Valor nutricional (por porción):

* Calorías: 130
* Proteína: 5g
* Carbohidratos: 18g
* Fibra: 6g
* Grasa: 6g

Capítulo 8: Postres Saludables

Pudín de semillas de chía con frutos rojos

*Tiempo de preparación: 10 minutos (más tiempo de enfriamiento)
* Tiempo Total: 2-3 horas (tiempo de enfriamiento)
* Porciones: 2

Ingredientes:
* 1/4 taza de semillas de chía
* 1 taza de leche de almendras sin azúcar (o cualquier leche de preferencia)
* 1 cucharada de jarabe de arce puro o miel
* 1/2 cucharadita de extracto de vainilla
* Mezcla de frutos rojos para cubrir (arándanos, fresas, frambuesas)
* Nueces picadas (como almendras o nueces) para decorar

Preparación:
* En un bol, mezcla las semillas de chía, la leche de almendras, el jarabe de arce o miel y el extracto de vainilla.
* Revuelva bien para combinar. Deje reposar la mezcla durante unos 10 minutos, luego revuelva nuevamente para evitar grumos.

* Cubra el recipiente y refrigere durante 2-3 horas o hasta que la mezcla espese y tenga una consistencia similar a la de un pudín.

*Antes de servir, revuelve el pudín de semillas de chía para distribuir las semillas uniformemente.

* Cubra con una mezcla de bayas y nueces picadas.

Valor nutricional (por porción):

* Calorías: 180

* Proteína: 5g

* Carbohidratos: 22g

* Fibra: 12g

* Grasa: 8g

Manzanas Al Horno Con Canela Y Nueces

*Tiempo de preparación: 10 minutos

*Tiempo de cocción: 30 minutos

* Tiempo Total: 40 minutos

* Porciones: 2

Ingredientes:

* 2 manzanas, sin corazón y partidas por la mitad

* 1 cucharada de aceite de coco derretido

* 1 cucharada de jarabe de arce puro o miel

* 1 cucharadita de canela molida

* 1/4 taza de nueces picadas

Preparación:

* Precalienta el horno a 350°F (175°C).

* Coloca las mitades de manzana en una fuente para horno.

* En un tazón pequeño, mezcle aceite de coco derretido, jarabe de arce o miel y canela molida.

* Cepille la mezcla sobre las mitades de manzana.

* Espolvorea nueces picadas sobre las manzanas.

*Hornear por unos 25-30 minutos o hasta que las manzanas estén tiernas.

Valor nutricional (por porción):

* Calorías: 220

* Proteína: 2g

* Carbohidratos: 30g

* Fibra: 6g

* Grasa: 11g

Mousse de chocolate amargo y aguacate

*Tiempo de preparación: 10 minutos

* Tiempo Total: 10 minutos

* Porciones: 2

Ingredientes:

* 1 aguacate maduro, pelado y sin hueso

* 1/4 taza de cacao en polvo sin azúcar

* 2 cucharadas de jarabe de arce puro o miel

* 1/2 cucharadita de extracto de vainilla

* Pizca de sal

* Bayas frescas para cubrir

Preparación:

* En un procesador de alimentos, mezcle el aguacate, el cacao en polvo, el jarabe de arce o miel, el extracto de vainilla y la sal hasta que quede suave y cremoso.

* Divida la mousse en vasos para servir.

*Refrigerar por al menos 30 minutos antes de servir.

* Cubra con bayas frescas antes de servir.

Valor nutricional (por porción):

* Calorías: 180

* Proteína: 3g

* Carbohidratos: 20g

* Fibra: 7g

* Grasa: 12g

Bocaditos energéticos de coco y almendras

*Tiempo de preparación: 15 minutos

* Tiempo Total: 15 minutos

* Porciones: 12

Ingredientes:

* 1 taza de copos de avena

* 1/2 taza de coco rallado sin azúcar

* 1/2 taza de mantequilla de almendras

* 1/3 taza de miel o jarabe de arce

* 1/2 cucharadita de extracto de vainilla

* Pizca de sal

* Nueces o semillas picadas (como almendras o semillas de chía) para enrollar

Preparación:

* En un bol, mezcle los copos de avena y el coco rallado.

* Agrega mantequilla de almendras, miel o jarabe de arce, extracto de vainilla y una pizca de sal. Revuelva bien para combinar.

* Tomar pequeñas porciones de la mezcla y formar bolitas del tamaño de un bocado.

* Enrolle los bocados energéticos en nueces o semillas picadas para cubrir la superficie.

* Refrigere los bocados energéticos durante al menos 30 minutos antes de servir.

Valor nutricional (por porción, basado en 1 bocado energético):

* Calorías: 120

* Proteína: 3g

* Carbohidratos: 14g

* Fibra: 2g

* Grasa: 6g

Muffins de licuadora de plátano y avena

*Tiempo de preparación: 10 minutos

*Tiempo de cocción: 20 minutos

* Tiempo Total: 30 minutos

* Porciones: 12 muffins

Ingredientes:

* 2 plátanos maduros

* 2 tazas de copos de avena
* 2 huevos
* 1/2 taza de puré de manzana sin azúcar
* 1/4 taza de jarabe de arce puro o miel
* 1 cucharadita de extracto de vainilla
* 1 cucharadita de polvo para hornear
* 1/2 cucharadita de canela molida
* Pizca de sal
* Complementos opcionales: nueces picadas, chispas de chocolate amargo, frutos secos

Preparación:

* Precalienta el horno a 350°F (175°C) y forra un molde para muffins con papel para hornear.
* En una licuadora, combine los plátanos, los copos de avena, los huevos, el puré de manzana, el jarabe de arce o miel, el extracto de vainilla, el polvo para hornear, la canela molida y una pizca de sal. Mezclar hasta que esté suave.
* Si lo usa, agregue complementos opcionales como nueces picadas o chispas de chocolate.
* Vierta la masa en los moldes para muffins, llenando cada uno aproximadamente 2/3 de su capacidad.
* Hornee durante unos 18-20 minutos o hasta que al insertar un palillo en el centro de un muffin, éste salga limpio.

Valor nutricional (por muffin):

* Calorías: 130
* Proteína: 4g

* Carbohidratos: 22g
* Fibra: 3g
* Grasa: 3g

Peras al horno con canela y nueces

*Tiempo de preparación: 10 minutos
*Tiempo de cocción: 25 minutos
* Tiempo Total: 35 minutos
* Porciones: 2

Ingredientes:
* 2 peras, partidas por la mitad y sin corazón
* 2 cucharadas de nueces pecanas picadas
* 1 cucharada de jarabe de arce puro o miel
* 1/2 cucharadita de canela molida
* Una pizca de nuez moscada

Preparación:
* Precalienta el horno a 350°F (175°C).
* Coloca las mitades de pera en una fuente para horno.
* En un tazón pequeño, mezcle nueces picadas, jarabe de arce o miel, canela molida y una pizca de nuez moscada.
* Rellenar las cavidades de las peras con la mezcla de nueces.
* Hornear durante unos 20-25 minutos o hasta que las peras estén tiernas y la cobertura dorada.

Valor nutricional (por porción):

* Calorías: 180
* Proteína: 2g
* Carbohidratos: 30g
* Fibra: 6g
* Grasa: 7g

Pudín de semillas de vainilla y chía con un chorrito de mantequilla de almendras

*Tiempo de preparación: 10 minutos (más tiempo de enfriamiento)
* Tiempo Total: 2-3 horas (tiempo de enfriamiento)
* Porciones: 2

Ingredientes:
* 1/4 taza de semillas de chía
* 1 taza de leche de almendras sin azúcar (o cualquier leche de preferencia)
* 1 cucharada de jarabe de arce puro o miel
* 1 cucharadita de extracto de vainilla
* 2 cucharadas de mantequilla de almendras

Preparación:
* En un bol, mezcla las semillas de chía, la leche de almendras, el jarabe de arce o miel y el extracto de vainilla.
* Revuelva bien para combinar. Deje reposar la mezcla durante unos 10 minutos, luego revuelva nuevamente para evitar grumos.

* Cubra el recipiente y refrigere durante 2-3 horas o hasta que la mezcla espese y tenga una consistencia similar a la de un pudín.

*Antes de servir, revuelve el pudín de semillas de chía para distribuir las semillas uniformemente.

* Rocíe mantequilla de almendras sobre el pudín.

Valor nutricional (por porción):

* Calorías: 220

* Proteína: 7g

* Carbohidratos: 21g

* Fibra: 12g

* Grasa: 14g

Parfait de frutos rojos mixtos con yogur de coco

*Tiempo de preparación: 10 minutos

* Tiempo Total: 10 minutos

* Porciones: 2

Ingredientes:

* 1 taza de frutos rojos variados (arándanos, frambuesas, fresas)

* 1 taza de yogur de coco (sin lácteos)

* 1/4 taza de granola (sin gluten si lo desea)

* 2 cucharadas de almendras o nueces picadas

Preparación:

* En vasos o tazones para servir, coloque capas de bayas mixtas, yogur de coco y granola.

*Repetir las capas como se desee.

* Cubra con almendras o nueces picadas.

Valor nutricional (por porción):

* Calorías: 250
* Proteína: 5g
* Carbohidratos: 32g
* Fibra: 8g
* Grasa: 11g

Helado de chocolate y plátano

*Tiempo de preparación: 5 minutos (más tiempo de congelación)
* Tiempo Total: 2-3 horas (tiempo de congelación)
* Porciones: 2

Ingredientes:

* 2 plátanos maduros, rebanados y congelados
* 2 cucharadas de cacao en polvo sin azúcar
* 1 cucharada de jarabe de arce puro o miel
* 1/2 cucharadita de extracto de vainilla

Preparación:

* Coloca las rodajas de plátano congeladas en un procesador de alimentos.
*Agrega cacao en polvo, jarabe de arce o miel y extracto de vainilla.
* Licuar hasta que la mezcla esté cremosa y parezca helado.
* Transfiera a un recipiente y congele durante 1 a 2 horas más si lo desea.

Valor nutricional (por porción):

* Calorías: 150
* Proteína: 2g
* Carbohidratos: 37g
* Fibra: 5g
* Grasa: 1g

Bolas de felicidad de almendra y coco

*Tiempo de preparación: 15 minutos
* Tiempo Total: 15 minutos
* Porciones: 12

Ingredientes:
* 1 taza de almendras
* 1/2 taza de coco rallado sin azúcar
* 8-10 dátiles, sin hueso
* 2 cucharadas de mantequilla de almendras
* 1 cucharadita de extracto de vainilla
* Pizca de sal
*Coco rallado adicional para enrollar

Preparación:
* En un procesador de alimentos, licúa las almendras y el coco rallado hasta que estén finamente molidos.
* Agrega los dátiles deshuesados, la mantequilla de almendras, el extracto de vainilla y una pizca de sal. Licue hasta que la mezcla se una.
* Tomar pequeñas porciones de la mezcla y formar bolitas del tamaño de un bocado.

* Enrolle las bolas de felicidad en coco rallado adicional para cubrirlas.

* Refrigere las bolas de felicidad durante al menos 30 minutos antes de servir.

Valor nutricional (por Bliss Ball):

* Calorías: 100

* Proteína: 2g

* Carbohidratos: 10g

* Fibra: 2g

* Grasa: 6g

Capítulo 9: Bebidas para la salud de la tiroides

Tés de hierbas para calmar la inflamación

Ingredientes:
* 1 cucharadita de flores de manzanilla
* 1 cucharadita de flores secas de lavanda
* 1 cucharadita de pétalos de rosa secos
* 1 cucharadita de hojas de menta secas
* Miel (opcional)

Preparación:
* Hervir agua y verterla sobre las hierbas en una taza.
* Tapar y dejar reposar durante 5-10 minutos.
*Cuela y endulza con miel si lo deseas.

Batido verde para desintoxicar

Ingredientes:
* 1 taza de hojas de espinaca o col rizada
* 1/2 pepino, pelado y picado
* 1 manzana verde, sin corazón y picada
* 1/2 limón, pelado
* Trozo de jengibre de 1/2 pulgada, pelado
* 1 taza de agua de coco o agua

Preparación:

* Licúa todos los ingredientes hasta que quede suave.

Valor nutricional (por porción):

* Calorías: 90
* Proteína: 2g
* Carbohidratos: 22g
* Fibra: 5g
* Grasa: 0,5g

Elixir de jengibre y cúrcuma

Ingredientes:

* Trozo de jengibre de 1 pulgada, pelado y rallado
* 1 cucharadita de cúrcuma molida
*Jugo de 1 limón
* 1 cucharada de jarabe de arce puro o miel
*Agua caliente

Preparación:

* En una taza, mezcla jengibre rallado, cúrcuma molida, jugo de limón y jarabe de arce o miel.
* Agrega agua caliente y revuelve bien.

Valor nutricional (por porción):

* Calorías: 20
* Carbohidratos: 5g

Combinaciones de agua hidratante con infusión

Ingredientes:
* Pepino y menta
* Limón y jengibre
* Naranja y albahaca
* Fresa y albahaca
* Sandía y lima
* Arándano y lavanda

Preparación:
* Combine los ingredientes en una jarra de agua.
*Dejar el agua en infusión unas horas antes de servir.

Batido antioxidante de bayas

Ingredientes:
* 1 taza de frutos rojos variados (arándanos, fresas, frambuesas)
* 1/2 plátano
* 1/2 taza de hojas de espinaca
* 1/2 taza de leche de almendras sin azúcar (o cualquier leche de preferencia)
* 1/2 taza de agua
* 1 cucharada de semillas de chía
* 1 cucharadita de jarabe de arce puro o miel (opcional)
* Cubos de hielo

Preparación:

* En una licuadora, combine las bayas mixtas, el plátano, las espinacas, la leche de almendras, el agua y las semillas de chía.

* Mezcle hasta que esté suave y cremosa.

* Pruebe y agregue jarabe de arce o miel si lo desea.

*Añade cubitos de hielo y vuelve a licuar hasta que estén bien combinados.

Valor nutricional (por porción):

* Calorías: 130

* Proteína: 3g

* Carbohidratos: 23g

* Fibra: 7g

* Grasa: 3g

Capítulo 10: Planificación de comidas y consejos

Guía de planificación de comidas semanales

Semana 1

Día 1: lunes

Desayuno:

* Tazón de desayuno abundante de quinua

Almuerzo:

* Ensalada vibrante arcoíris con salmón braseado

Cena:

* Pimientos Rellenos de Champiñones y Espinacas
* Brócoli al vapor con salsa tahini de limón

Día 2: martes

Desayuno:

* Pudín de semillas de chía con frutos rojos

Almuerzo:

* Guiso de Lentejas y Verduras

Cena:

* Pollo a la parrilla con hierbas al limón y espárragos
* Verduras de raíz asadas con ajo y romero

Día 3: miércoles

Desayuno:

* Batido Verde para Desintoxicación

Almuerzo:

* Sopa Cremosa de Camote y Zanahoria

Cena:

* Bacalao al horno con arroz de coliflor y cúrcuma
* Ensalada de quinua con col rizada y arándanos

Día 4: jueves

Desayuno:

* Muffins de licuadora de plátano y avena

Almuerzo:

*Snack de Garbanzos Asados (como acompañamiento)

Cena:

* Estofado de lentejas condimentado con comino
* Puré de coliflor con cebollino

Día 5: viernes

Desayuno:

* Tés de hierbas para calmar la inflamación.

Almuerzo:

* Wraps de lechuga y pavo y aguacate

Cena:

* Bocaditos Energéticos de Coco y Almendras (como snack)

Día 6: sábado

Desayuno:

* Manzanas al horno con canela y nueces

Almuerzo:

* Parfait de frutos rojos mixtos con yogur de coco

Cena:

* Mousse de chocolate amargo y aguacate (como regalo)

Día 7: domingo

Desayuno:

* Elixir de jengibre y cúrcuma

Almuerzo:

* Combinaciones de agua con infusión hidratante

Cena:

*Cena nutritiva de tu elección

Semana 2

Día 1: lunes

Desayuno:

* Sopa cremosa de coliflor y pimiento rojo asado

Almuerzo:

* Guacamole con palitos de verduras

Cena:

* Salteado de Quinua y Frijoles Negros

Día 2: martes

Desayuno:

* Mousse de chocolate amargo y aguacate (como regalo)

Almuerzo:

* Caldo de huesos de pollo que estimula el sistema inmunológico

Cena:

* Pollo a la parrilla con hierbas al limón y espárragos

Día 3: miércoles

Desayuno:
* Pudín de semillas de vainilla y chía con un chorrito de mantequilla de almendras
Almuerzo:
* Manzanas al horno con canela y nueces (como acompañamiento)
Cena:
* Pimientos Rellenos de Champiñones y Espinacas
Día 4: jueves
Desayuno:
* Parfait de frutos rojos mixtos con yogur de coco
Almuerzo:
*Snack de Garbanzos Asados (como acompañamiento)
Cena:
* Guiso de Lentejas y Verduras
Día 5: viernes
Desayuno:
* Elixir de jengibre y cúrcuma
Almuerzo:
* Bocaditos Energéticos de Coco y Almendras (como snack)
Cena:
* Salteado de Quinua y Frijoles Negros
Día 6: sábado
Desayuno:
* Batido Verde para Desintoxicación
Almuerzo:
* Wraps de lechuga y pavo y aguacate

Cena:

* Pudín de semillas de chía con frutos rojos

Día 7: domingo

Desayuno:

* Tés de hierbas para calmar la inflamación.

Almuerzo:

* Combinaciones de agua con infusión hidratante

Cena:

*Cena nutritiva de tu elección.

Semana 3

Día 1: lunes

Desayuno:

* Tazón de desayuno abundante de quinua

Almuerzo:

* Guiso de Lentejas y Verduras

Cena:

* Bacalao al horno con arroz de coliflor y cúrcuma
* Brócoli al vapor con salsa tahini de limón

Día 2: martes

Desayuno:

* Muffins de licuadora de plátano y avena

Almuerzo:

*Snack de Garbanzos Asados (como acompañamiento)

Cena:

* Pollo a la parrilla con hierbas al limón y espárragos

Día 3: miércoles

Desayuno:

* Pudín de semillas de chía con frutos rojos

Almuerzo:

* Sopa Cremosa de Camote y Zanahoria

Cena:

* Pimientos Rellenos de Champiñones y Espinacas

Día 4: jueves

Desayuno:

* Elixir de jengibre y cúrcuma

Almuerzo:

* Guacamole con palitos de verduras
Cena:
* Salteado de Quinua y Frijoles Negros
Día 5: viernes
Desayuno:
* Batido Verde para Desintoxicación
Almuerzo:
* Wraps de lechuga y pavo y aguacate
Cena:
* Mousse de chocolate amargo y aguacate (como regalo)
Día 6: sábado
Desayuno:
* Pudín de semillas de vainilla y chía con un chorrito de mantequilla de almendras
Almuerzo:
* Parfait de frutos rojos mixtos con yogur de coco
Cena:
*Cena nutritiva de tu elección
Día 7: domingo
Desayuno:
* Tés de hierbas para calmar la inflamación.
Almuerzo:
* Combinaciones de agua con infusión hidratante
Cena:
* Salteado de Quinua y Frijoles Negros

Semana 4

Día 1: lunes

Desayuno:
* Tés de hierbas para calmar la inflamación.
Almuerzo:
* Bocaditos Energéticos de Coco y Almendras (como snack)
Cena:
* Guiso de Lentejas y Verduras
Día 2: martes
Desayuno:
* Pudín de semillas de vainilla y chía con un chorrito de mantequilla de almendras
Almuerzo:
*Snack de Garbanzos Asados (como acompañamiento)
Cena:
* Pollo a la parrilla con hierbas al limón y espárragos
Día 3: miércoles
Desayuno:
* Sopa cremosa de coliflor y pimiento rojo asado
Almuerzo:
* Guacamole con palitos de verduras
Cena:
* Pimientos Rellenos de Champiñones y Espinacas
Día 4: jueves
Desayuno:
* Parfait de frutos rojos mixtos con yogur de coco
Almuerzo:

* Manzanas al horno con canela y nueces (como acompañamiento)

Cena:

* Salteado de Quinua y Frijoles Negros

Día 5: viernes

Desayuno:

* Batido Verde para Desintoxicación

Almuerzo:

* Wraps de lechuga y pavo y aguacate

Cena:

* Mousse de chocolate amargo y aguacate (como regalo)

Día 6: sábado

Desayuno:

* Manzanas al horno con canela y nueces

Almuerzo:

* Ensalada vibrante arcoíris con salmón braseado

Cena:

* Bocaditos Energéticos de Coco y Almendras (como snack)

Día 7: domingo

Desayuno:

* Elixir de jengibre y cúrcuma

Almuerzo:

* Combinaciones de agua con infusión hidratante

Cena:

*Cena nutritiva de tu elección

Consejos para salir a comer con Hashimoto's

*Investigación anticipada: Busque el menú del restaurante en línea antes de ir. Esto le permitirá ver si hay opciones que se ajusten a sus restricciones y preferencias dietéticas.

*Elija restaurantes con opciones más saludables: Opte por restaurantes que ofrezcan una variedad de alimentos integrales, proteínas magras y vegetales. Esto le dará más flexibilidad a la hora de crear una comida que se adapte a la dieta adecuada para su Hashimoto.

*Comunique sus necesidades: No dude en preguntarle a su mesero sobre las opciones de ingredientes, métodos de preparación y posibles sustituciones. Comunique cortésmente cualquier restricción dietética que tenga debido a la enfermedad de Hashimoto.

*Evite el gluten oculto: Si es sensible al gluten, tenga cuidado con las fuentes ocultas como salsas, aderezos y adobos. Pregunta por opciones o modificaciones sin gluten.

*Limite los alimentos procesados y los azúcares: Elija comidas que estén lo menos procesadas posible y evite platos con alto contenido de azúcares añadidos. Opte por cereales integrales cuando estén disponibles.

*Personaliza tu pedido:** Muchos restaurantes están dispuestos a personalizar los platos para satisfacer las necesidades dietéticas. Por ejemplo, puedes pedir que tu plato se prepare sin ciertos ingredientes o aderezos.

*Centrarse en las proteínas y las verduras:** Intente consumir comidas que incluyan una buena fuente de proteína magra (como pollo, pescado o frijoles a la parrilla) y muchas verduras.

*Porciones conscientes:** Las porciones de los restaurantes pueden ser más grandes que las que se comen en casa. Considere compartir un plato, pedir una porción del tamaño de un aperitivo o pedir una caja para llevar para guardar las sobras.

*Pregunte por aderezos y salsas:**Los aderezos y las salsas pueden ser fuentes furtivas de grasas, azúcares y aditivos nocivos para la salud. Pide aderezos para acompañar o consulta sobre alternativas más saludables.

*Tenga cuidado con la contaminación cruzada:** Si tiene sensibilidades alimentarias específicas, como el gluten, tenga en cuenta la posible contaminación cruzada en las cocinas de los restaurantes.

*Hidratar**: Opte por agua o infusiones en lugar de bebidas azucaradas. Mantenerse hidratado es importante para la salud en general, incluida la función tiroidea.

*Elija a la parrilla, al horno o al vapor: Cuando se trata de métodos de preparación, elija opciones a la parrilla, al horno o al vapor en lugar de alimentos fritos.

*Llevar bocadillos: Lleve un refrigerio pequeño y portátil en su bolso, como nueces o una pieza de fruta, en caso de que las opciones disponibles no satisfagan completamente sus necesidades dietéticas.

*Confía en tus instintos: Si algo no le parece bien o no está seguro acerca de un ingrediente, está bien omitir un plato.

*Disfrute con moderación:Si bien es importante seguir la dieta adecuada para tu Hashimoto, también permítete disfrutar de salir a cenar de vez en cuando. El equilibrio es clave.

Técnicas de cocina para una máxima retención de nutrientes

Al cocinar pensando en Hashimoto, es importante retener tantos nutrientes como sea posible para respaldar su salud en general. Aquí hay algunas técnicas de cocina que pueden ayudarlo a maximizar la retención de nutrientes mientras prepara sus comidas:

*Cocer al vapor: La cocción al vapor es uno de los métodos de cocción más suaves para retener los nutrientes. Consiste en cocinar los alimentos al vapor, lo que ayuda a conservar vitaminas, minerales y antioxidantes. Cocine al vapor verduras como brócoli, zanahorias y espinacas hasta que estén tiernas pero aún de colores vibrantes.

*Saltear: Saltear implica cocinar los alimentos rápidamente en una pequeña cantidad de aceite a fuego alto. Utilice un aceite saludable, como el aceite de oliva o el aceite de coco, y elija verduras ricas en nutrientes como la col rizada, los pimientos morrones y el calabacín. Cocínelos brevemente para mantener su textura crujiente y su contenido de nutrientes.

*Asado: Asar es un método de cocción con calor seco que resalta la dulzura y los sabores naturales de las verduras y las proteínas. Usa una temperatura moderada y mezcla las verduras con un poco de aceite y tus condimentos favoritos. Ásalos hasta que estén ligeramente caramelizados pero aún tengan algo de textura.

*blanquear: Blanquear implica hervir brevemente las verduras y luego transferirlas inmediatamente a agua helada para detener el proceso de cocción. Esta técnica ayuda a conservar el color, el sabor y los nutrientes. Utilice verduras escaldadas en ensaladas o como parte de salteados.

*Saltear: Saltear implica cocinar pequeños trozos de comida rápidamente a fuego alto. Utilice una variedad de vegetales coloridos, proteínas magras y salsas sabrosas. Cocínelos brevemente para conservar su textura y valor nutricional.

*Horneando: Hornear es un método de cocción suave adecuado para alimentos como pescado, pollo y determinadas verduras. Requiere una cantidad mínima de aceite y retiene los nutrientes al tiempo que realza los sabores.

*microondas: El microondas es una forma rápida de cocinar verduras y al mismo tiempo minimizar la pérdida de nutrientes. El microondas suele requerir menos agua que otros métodos, lo que puede ayudar a prevenir la lixiviación de nutrientes solubles en agua.

*Usar hierbas frescas: La incorporación de hierbas frescas como albahaca, cilantro y perejil agrega sabor a sus platos sin agregar sodio adicional ni grasas no saludables. Las hierbas también contienen antioxidantes y otros compuestos beneficiosos.

*Minimizar la cocción excesiva: La cocción excesiva puede provocar la pérdida de nutrientes. Cocine los alimentos hasta que estén tiernos pero no blandos para conservar sus nutrientes y sabores.

*Conservar el agua de cocción: Si está hirviendo verduras, considere usar el agua de cocción para sopas, caldos o salsas. Esto puede ayudar a retener los nutrientes solubles en agua que pueden haberse filtrado al agua.

*Limitar la fritura: Freír puede provocar una pérdida significativa de nutrientes debido a las altas temperaturas y los tiempos de cocción prolongados. Es mejor evitar o limitar los alimentos fritos en la dieta amigable de su Hashimoto.

*Utilice ingredientes de alta calidad: Empieza con ingredientes frescos y de alta calidad para maximizar el valor nutricional de tus platos desde el principio.

*Combine los alimentos cuidadosamente: Ciertos nutrientes pueden mejorar la absorción de otros. Por ejemplo, combinar alimentos ricos en vitamina C con alimentos ricos en hierro puede aumentar la absorción de hierro.

*Disfrute de los alimentos crudos: Incorpora alimentos crudos como ensaladas y frutas frescas para asegurarte de obtener toda la gama de nutrientes que ofrecen.

Ejercicios apoyados por Hashimoto

1. **Ejercicios cardiovasculares de bajo impacto**:

* Caminar: Una forma suave y eficaz de mejorar la salud cardiovascular.

* Natación: Proporciona un entrenamiento de cuerpo completo con un impacto mínimo en las articulaciones.

* Ciclismo: De bajo impacto y excelente para mejorar la fuerza de las piernas y la condición cardiovascular.

2. **Entrenamiento de fuerza**:

* Ejercicios de peso corporal: las flexiones, las sentadillas, las estocadas y las planchas pueden ayudar a desarrollar la fuerza muscular.

* Bandas de resistencia: Son excelentes para el entrenamiento de resistencia sin necesidad de usar pesas pesadas.

* Ejercicios con mancuernas: incorpore mancuernas livianas para flexiones de bíceps, prensas de hombros y más.

3. **Yoga**:

* El yoga ayuda a mejorar la flexibilidad, el equilibrio y la relajación. Considere estilos de yoga suaves y reparadores.

* Los ejercicios de respiración (pranayama) pueden ayudar a la relajación y al manejo del estrés.

4. **pilates**:

   * Pilates se centra en la fuerza central, la flexibilidad y la postura. Es una opción de bajo impacto adecuada para muchos.

5. **Tai Chi**:

   * Un arte marcial lento y fluido que enfatiza el equilibrio, la coordinación y la relajación.

6. **Estiramiento y flexibilidad**:

   * Incorporar estiramientos para mantener la flexibilidad y prevenir la tensión muscular.

7. **Movimiento consciente**:

   * Prácticas como el Qigong combinan movimiento, respiración y atención plena para el bienestar general.

8. **Bailar**:

   * Los entrenamientos basados en el baile, como Zumba, pueden proporcionar ejercicio cardiovascular mientras se divierte.

9. **Senderismo**:

   * Si le gusta el aire libre, el senderismo puede ser una excelente manera de realizar actividad física.

10. **Ejercicios funcionales**:

    * Concéntrate en movimientos que imiten las actividades diarias, ayudándote a mantener la fuerza y la movilidad.

Recuerda empezar poco a poco y escuchar a tu cuerpo. Si es nuevo en el ejercicio o no ha estado activo por un tiempo, considere trabajar con un profesional del fitness para crear un programa personalizado. Es importante elegir ejercicios que disfrute y que se ajusten a sus niveles de energía y objetivos de salud. Sea paciente y haga los ajustes necesarios para crear una rutina de ejercicios sostenible que respalde el control de su Hashimoto.

Conclusión

Empoderarse a través de alimentos nutritivos es un aspecto esencial para controlar la tiroiditis de Hashimoto y apoyar su bienestar general. Al tomar decisiones conscientes sobre lo que come, puede tener un impacto positivo en sus niveles de energía, estado de ánimo y función tiroidea. Aquí le mostramos cómo empoderarse a través de alimentos nutritivos:

*Elija alimentos integrales y ricos en nutrientes: Opte por alimentos lo más parecidos posible a su estado natural. Incorpore a su dieta una variedad de verduras, frutas, proteínas magras, cereales integrales, nueces, semillas y grasas saludables de colores.

*Priorice los nutrientes que apoyan la tiroides: Ciertos nutrientes son importantes para la salud de la tiroides. Concéntrese en alimentos ricos en yodo (algas, pescado), selenio (nueces de Brasil, aves), zinc (semillas de calabaza, frijoles) y vitamina D (pescado graso, lácteos enriquecidos).

*Apoyar la salud intestinal: Un intestino sano contribuye al bienestar general. Incluya alimentos ricos en probióticos como yogur, kéfir, chucrut y kimchi. Los alimentos ricos en fibra, como los cereales integrales, las frutas y las verduras, también favorecen la salud intestinal.

*Equilibrar el azúcar en la sangre: Elija carbohidratos complejos que proporcionen energía sostenida y ayuden a estabilizar los niveles de azúcar en sangre. Incorpora cereales integrales, legumbres y verduras a tus comidas.

*Incorporar alimentos antiinflamatorios: La inflamación crónica es común en la enfermedad de Hashimoto. Incluya alimentos ricos en ácidos grasos omega-3 (pescado graso, semillas de chía) y antioxidantes (bayas, verduras de hojas verdes) para combatir la inflamación.

*Mantente hidratado:Beba mucha agua durante el día para favorecer la digestión, el metabolismo y la salud en general. Las infusiones de hierbas y el agua en infusión también pueden contribuir a la hidratación.

*Alimentación consciente: Preste atención a las señales de hambre y saciedad de su cuerpo. Coma despacio, saboreando cada bocado y deténgase cuando esté cómodamente satisfecho.

*Cocinar en casa: Preparar comidas en casa te permite controlar los ingredientes y los métodos de cocción. Experimente con nuevas recetas y sabores para mantener las comidas interesantes.

*Minimizar los alimentos procesados: Los alimentos procesados suelen contener aditivos, grasas no saludables y exceso de azúcares. Trate de minimizar o evitar estos alimentos en favor de opciones integrales y naturales.

*Escuche a su cuerpo: Presta atención a cómo te hacen sentir los diferentes alimentos. Observe cualquier cambio en los niveles de energía, la digestión o el estado de ánimo después de consumir ciertos alimentos.

*Practique el control de porciones:Tenga en cuenta el tamaño de las porciones para evitar comer en exceso. Utilice platos y tazones más pequeños para ayudar a controlar las porciones.

* Planifique con anticipación: planifique sus comidas y refrigerios para asegurarse de tener opciones nutritivas disponibles, reduciendo la probabilidad de tomar decisiones menos saludables.

*Practica la autocompasión: Si ocasionalmente consume alimentos menos nutritivos, recuerde que el equilibrio es la clave. No se estrese por desviaciones ocasionales de su dieta ideal.

*Mantente informado:Continúe informándose sobre Hashimoto y su nutrición. Manténgase actualizado con fuentes confiables y considere consultar a un dietista registrado para obtener orientación personalizada.

*Celebre el progreso:Reconozca los cambios positivos en su energía, estado de ánimo y bienestar a medida que toma decisiones nutritivas. Celebre su viaje hacia una mejor salud.

Recordar que la dieta es una pieza del rompecabezas

Es fundamental recordar que la dieta es sólo una pieza del rompecabezas cuando se trata de controlar la tiroiditis de Hashimoto y el bienestar general. Si bien los alimentos nutritivos desempeñan un papel importante, otros factores también contribuyen a su camino hacia la salud. He aquí por qué es importante mantener esta perspectiva:

*__Atención médica:__ La orientación y la experiencia de su proveedor de atención médica son esenciales. Los chequeos regulares, los análisis de sangre y los ajustes de la medicación son fundamentales para controlar la enfermedad de Hashimoto de forma eficaz.

*__Manejo del estrés:__ El estrés puede afectar la función tiroidea y la salud inmunológica. Incorpore técnicas para aliviar el estrés como meditación, respiración profunda, yoga y atención plena en su rutina.

*__Actividad física:__ El ejercicio regular apoya el metabolismo, los niveles de energía y el estado de ánimo. Encuentre actividades que disfrute y busque un enfoque equilibrado del movimiento.

*__Calidad de sueño:__ Dormir lo suficiente es vital para el equilibrio hormonal y el bienestar general. Priorice un horario de sueño constante y cree un entorno propicio para el sueño.

*Conexión Mente-Cuerpo:Los pensamientos positivos y el bienestar emocional pueden influir en tu salud. Cultive la gratitud, practique la autocompasión y participe en actividades que le brinden alegría.

*Apoyo social:Rodearse de una comunidad que lo apoye puede aliviar el estrés y mejorar su perspectiva general de salud.

*Factores ambientales: Las toxinas y los contaminantes del entorno pueden afectar la salud de la tiroides. Minimice la exposición a productos químicos nocivos y elija productos naturales para el hogar y el cuidado personal.

*Hidratación: Una hidratación adecuada favorece la digestión, la desintoxicación y los procesos metabólicos. Beba agua regularmente durante todo el día.

*Individualidad: Sus necesidades y respuestas son únicas. Lo que funciona para una persona puede no funcionar para otra. Presta atención a tu cuerpo y ajusta tu enfoque en consecuencia.

*Perspectiva a largo plazo:Los viajes de salud toman tiempo. La constancia al tomar decisiones positivas tiene más impacto que la perfección ocasional.

*Enfoque holístico: Abordar su salud desde un punto de vista holístico le permite crear una estrategia integral que respalde su bienestar físico, emocional y mental.

*Orientación profesional: Consultar con profesionales de la salud, incluidos endocrinólogos, dietistas registrados y profesionales holísticos, puede brindarle orientación personalizada para sus necesidades específicas.

*Cuidados personales:Prioriza las actividades de cuidado personal que te recarguen. Participar en pasatiempos, pasar tiempo en la naturaleza y conectarse con sus seres queridos son valiosos para el bienestar.

*Adaptabilidad: Las condiciones de salud pueden cambiar con el tiempo. Esté abierto a ajustar su enfoque según las necesidades de su cuerpo y la nueva información.

*Empoderamiento: Si bien la dieta es esencial, comprender que usted tiene el poder de tomar decisiones que impacten positivamente su salud le permite tomar el control de su bienestar.

Adoptar un estilo de vida sostenible y más saludable

Adoptar un estilo de vida sostenible y más saludable es un viaje transformador que puede beneficiar enormemente su bienestar general, especialmente cuando se trata la tiroiditis de Hashimoto. A continuación le mostramos cómo integrar cambios positivos en su estilo de vida:

* **Establecer intenciones claras**: Defina sus razones para seguir un estilo de vida más saludable. Ya sea para mejorar la salud de la tiroides, aumentar la energía o mejorar su calidad de vida, tener intenciones claras puede mantenerlo motivado.

* **Empieza pequeño**: Comience con cambios manejables para evitar sentirse abrumado. Incorpora gradualmente nuevos hábitos a tu rutina, dándote tiempo para adaptarte.

* **Dieta rica en nutrientes**: Priorice los alimentos integrales y ricos en nutrientes, como verduras, frutas, proteínas magras, cereales integrales y grasas saludables. Elija alimentos que apoyen su tiroides y su salud en general.

* **Planificación de comidas**: Planifique sus comidas y refrigerios con anticipación para facilitar la elección de alimentos nutritivos. Preparar comidas en casa te permite controlar los ingredientes y el tamaño de las porciones.

* **Alimentación consciente**: Preste atención a las señales de hambre y saciedad de su cuerpo. Come despacio, saboreando cada bocado y elige alimentos que realmente te satisfagan.

* **Mantenerse activo**: Incorpora actividad física regular que disfrutes. Encuentre un equilibrio entre ejercicios cardiovasculares, entrenamiento de fuerza y trabajo de flexibilidad.

* **Hidratación**: Beba mucha agua durante el día para favorecer la digestión, el metabolismo y la vitalidad general.

* **Priorizar el sueño**: Trate de lograr un sueño de calidad estableciendo un horario de sueño constante y creando una rutina relajante a la hora de acostarse.

* **Manejo del estrés**: Implemente técnicas para reducir el estrés como meditación, yoga, respiración profunda y pasar tiempo en la naturaleza.

* **Limitar las toxinas**: Elija productos naturales para el hogar y el cuidado personal para reducir la exposición a toxinas. Considere la purificación del aire y las plantas de interior para mejorar la calidad del aire.

* **Practica el autocuidado**: Dedica tiempo a actividades que te brinden alegría y relajación, ya sea leer, bañarte o disfrutar de pasatiempos.

* **Cultivar la resiliencia**: Aceptar los desafíos como oportunidades de crecimiento. Desarrollar resiliencia manteniendo una perspectiva positiva y buscando apoyo cuando sea necesario.

* **Conéctate con otros**: Rodéate de una comunidad que te apoye. Comparta su viaje, aprenda de los demás y ofrezca aliento.

* **Enfoque holístico**: Aborda tu salud desde un punto de vista holístico, considerando el bienestar físico, mental, emocional y espiritual.

* **Celebrar el progreso**: Reconoce y celebra las pequeñas victorias a lo largo de tu viaje. Cada paso adelante es un logro.

* **Revisiones regulares**: Continúe con controles médicos periódicos para controlar la salud de su tiroides y su bienestar general.

* **Practica la paciencia**: Los cambios sostenibles toman tiempo. Abrace el viaje como un compromiso para toda la vida en lugar de una solución rápida.

* **Educación y Aprendizaje**: Manténgase informado sobre las prácticas de salud integral, nutrición y nutrición de Hashimoto. El conocimiento le permite tomar decisiones informadas.

* **Adopte la flexibilidad**: La vida puede ser impredecible. Adopte la flexibilidad y la adaptabilidad en su enfoque.

* **Predicar con el ejemplo**: Tus elecciones más saludables pueden inspirar a quienes te rodean. Comparte tus experiencias y anima a otros a priorizar su bienestar.

Apéndice

Muestra de lista de compras para la dieta de Hashimoto

Aquí hay una lista de compras de muestra para ayudarlo a comenzar con la dieta compatible con Hashimoto. Personalice la lista según sus preferencias, necesidades dietéticas y cualquier recomendación específica de su proveedor de atención médica.

Proteínas:
* Aves sin piel (pollo, pavo)
* Cortes magros de carne de res o cerdo (alimentados con pasto si es posible)
* Pescados grasos (salmón, caballa, sardinas)
* Huevos (orgánicos, si es posible)
* Proteínas de origen vegetal (frijoles, lentejas, garbanzos, quinoa, tofu)

Verduras:
* Verduras de hojas verdes (espinacas, col rizada, acelgas)
* Verduras crucíferas (brócoli, coliflor, coles de Bruselas)
* Verduras de colores (zanahorias, pimientos morrones, batatas)
* Calabacín
* Pepinos

* Tomates
* Cebollas
* Ajo
frutas:
* Bayas (arándanos, fresas, frambuesas)
* manzanas
* Peras
*Cítricos (naranjas, limones)
* Palta
Cereales Integrales:
* Quinua
* Arroz integral
* Avena (sin gluten, si se prefiere)
* Alforfón
Nueces y semillas:
* Almendras
* Nueces
* Semillas de chia
* Semillas de lino
* Semillas de calabaza
Lácteos y alternativas lácteas:
* Leche de almendras o leche de coco sin azúcar
*Yogur griego (natural, si se tolera)
Grasas saludables:
*Aceite de oliva (virgen extra)
* Aceite de coco
Hierbas y especias:
* Cúrcuma
* Jengibre

* Canela
* Albahaca
* Orégano
* Romero
* Tomillo
Condimentos y Saborizantes:
* Vinagre de sidra de manzana
* Salsa tamari (salsa de soja sin gluten)
* Mostaza (sin azúcares añadidos)
* Hierbas y especias para aromatizar
Bebidas:
* Infusiones de hierbas (manzanilla, jengibre, menta)
* Agua
*Agua de coco (sin azúcar)
* Agua con gas
Aperitivos:
* Nueces y semillas crudas
* Hummus (si se tolera)
* Palitos de zanahoria y apio
* Tortitas de arroz (sin gluten, si se prefiere)
Edulcorantes:
* Jarabe de arce puro (con moderación)
* Miel cruda (con moderación)
Comidas congeladas:
* Bayas congeladas (para batidos)
* Verduras congeladas (para mayor comodidad)

Tablas de conversión y equivalentes

Conversiones de volumen:

1 taza (c) = 16 cucharadas (cda)

1 taza (c) = 48 cucharaditas (tsp)

1 cucharada (tbsp) = 3 cucharaditas (tsp)

1 onza líquida (fl oz) = 2 cucharadas (tbsp)

1 cuarto (qt) = 4 tazas (c)

1 galón (gal) = 128 onzas líquidas (fl oz)

Conversiones de peso:

1 onza (oz) = 28,35 gramos (g)

1 libra (lb) = 16 onzas (oz)

1 kilogramo (kg) = 2,205 libras (lb)

Conversiones de temperatura:

°F a °C: (°F - 32) × 5/9

°C a °F: (°C × 9/5) + 32

Equivalentes comunes para hornear:

1 taza de harina para todo uso = 125 gramos

1 taza de azúcar granulada = 200 gramos

1 taza de mantequilla = 227 gramos

1 taza de leche = 240 mililitros (ml)

1 taza de miel o almíbar = 340 gramos

1 cucharadita de levadura en polvo = 4 gramos

Conversiones de líquidos:

1 taza (c) = 240 mililitros (ml)

1 cucharada (tbsp) = 15 mililitros (ml)

1 onza líquida (fl oz) = 30 mililitros (ml)

Conversiones de ingredientes secos:

1 taza (c) de harina para todo uso = 125 gramos

1 taza (c) de azúcar granulada = 200 gramos

1 taza (c) de avena = 90 gramos

Conversiones comunes de métrico a imperial:

1 centímetro (cm) = 0,39 pulgadas

1 metro (m) = 1.094 yardas

1 litro (L) = 0,264 galones

1 gramo (g) = 0,035 onzas

1 kilogramo (kg) = 2,205 libras

Medidas comunes del hogar:

1 cucharadita (tsp) = Aprox. 5 mililitros (ml)

1 cucharada (tbsp) = 3 cucharaditas (tsp) = Aprox. 15 mililitros (ml)

1 taza (c) = 16 cucharadas (tbsp) = 240 mililitros (ml)

Índice

* Granola beneficiosa para la tiroides: página 25
* Mezcla de frutos secos con nueces y semillas: Página 43
* Batido de cúrcuma tropical: Página 21
* Wraps de pavo y lechuga con aguacate: Página 30

EN
* Pudín de semillas de vainilla y chía con un chorrito de mantequilla de almendras: página 66
* Ensalada vibrante arcoíris con salmón braseado: página 27

www.ingramcontent.com/pod-product-compliance
Lightning Source LLC
Chambersburg PA
CBHW070927290526
45795CB00001B/451